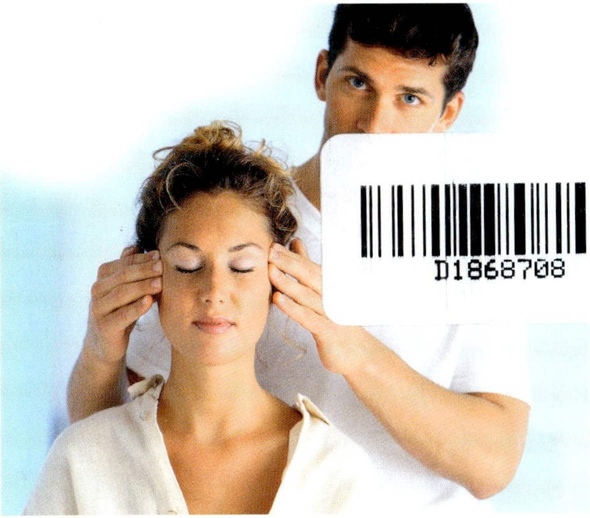

KARIN SCHUTT

Massagen

Wohltat für Körper und Seele

- Verspannungen lösen, neue Energie gewinnen
- Selbst- und Partnermassagen zum Wohlfühlen
- EXTRA: Sanfte Babymassage

GU

Inhalt

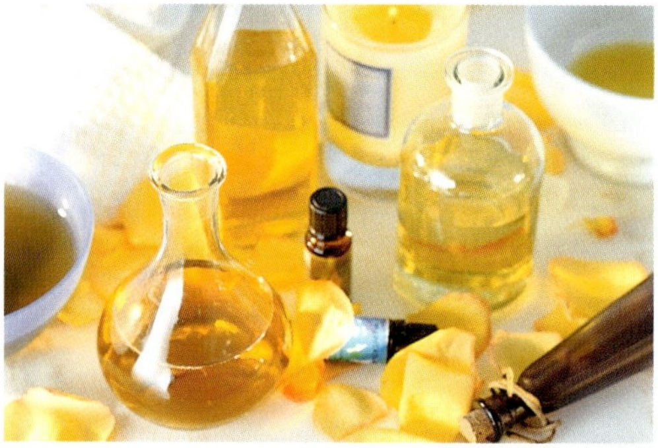

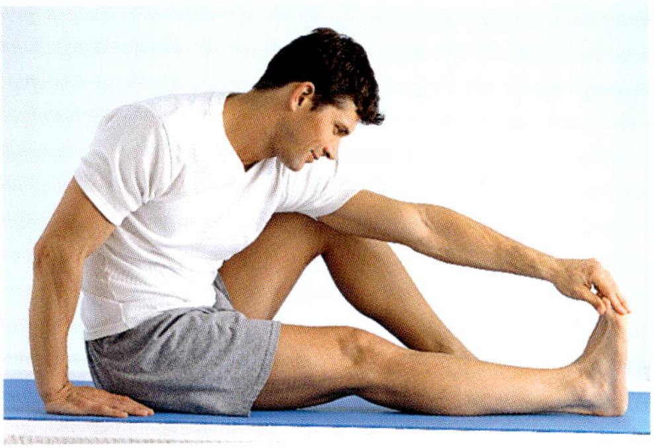

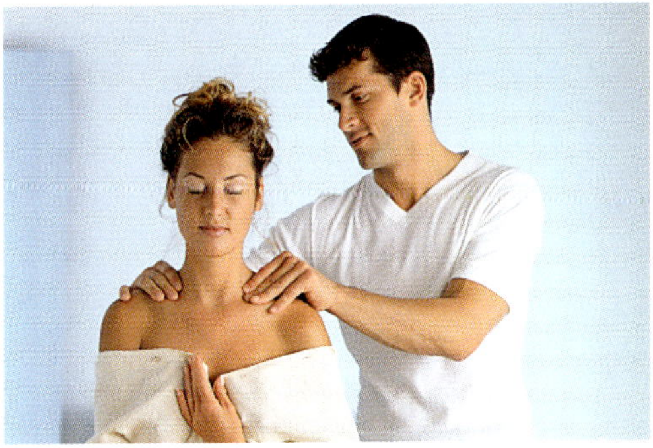

Wichtiger Hinweis

Massagen können bei vielen Beschwerden helfen, aber Wunder vollbringen sie nicht. Bei einigen Erkrankungen würde eine Massage sogar die Symptome verstärken oder möglicherweise akute Krankheitsschübe auslösen. Bevor Sie also Beschwerden mit Massage selbst behandeln, sollten Sie immer Ihren Arzt befragen, ob von medizinischer Seite her Bedenken dagegen bestehen. Und beachten Sie bitte die Hinweise auf Seite 66.

Selbstmassagen, wie sie in diesem Buch vorgestellt werden, können natürlich nicht dasselbe leisten wie die Behandlung durch einen geschulten Masseur. Trotzdem ist es wichtig, richtig zu massieren, da auch »einfache« Massagen, falsch ausgeführt, unerwünschte Wirkungen haben können. Die beschriebenen Teilmassagen sind für Anfänger problemlos durchzuführen, wenn sie sich an die Anleitungen zur Massagetechnik (Seite 25) und an die einzelnen Massageschritte halten.

Ein Wort zuvor

Haben Sie sich schon einmal Gedanken über Ihre Hände gemacht, sie angeschaut und überlegt, was Sie schon alles mit »Ihrer Hände Arbeit« erreicht und verwirklicht haben? Mit den »Werkzeugen aller Werkzeuge« – so bezeichnet von dem griechischen Philosophen Aristoteles – können Sie nicht nur Ihre Gedanken, Ideen und Gefühle in handfeste Taten umsetzen.
Sie können mit Ihren Händen auch eine Kunst ausüben, die für Ihr gesundheitliches Wohl von unschätzbarem Wert ist: Massage, die Kunst des Streichens, Knetens und Reibens, ist ein uraltes Heilverfahren, dessen therapeutischer Wert im wahrsten Sinne des Wortes »auf der Hand« liegt.
Berührende Hände werden zu heilsamen Werkzeugen, die uns auf allen Ebenen positiv beeinflussen. Sie veranlassen unseren Körper dazu, sich selbst zu heilen; sie berühren wohltuend unsere Seele, weil wir nichts so sehr brauchen, wie berührt und angefaßt zu werden; sie entspannen und beflügeln unseren Geist.
Massage ist außerdem eine Form der Kommunikation – eine Sprache ohne Worte, die uns einander näherbringt, verbindet und miteinander vertrauter macht.
Mit dem vorliegenden Buch möchte ich Ihnen die vielseitigen Anwendungsmöglichkeiten dieser ganzheitlichen Heilmethode vorstellen und Ihnen zeigen, wie Sie Massage als alltägliches Schönheits-, Gesundheits- und Heilmittel einsetzen können. Sie werden viele nützliche Tips und einfach durchzuführende Selbst- und Partnermassagen von Kopf bis Fuß finden, mit deren Hilfe Sie Ihren Körper auf natürliche Weise erfrischen, entspannen und heilen können. Da Massage nicht nur auf den Körper wirkt, sondern mindestens ebensosehr auf Geist und Psyche, können Sie durch regelmäßige Massagebehandlungen Ihr inneres Gleichgewicht oder das Ihres Partners wiederherstellen und stabilisieren.
Massage ist ein gesundes Vergnügen für die ganze Familie, sie kennt keine Altersgrenzen und sie hat, richtig durchgeführt, keine schädlichen Nebenwirkungen – probieren Sie es ganz einfach aus!

Karin Schutt

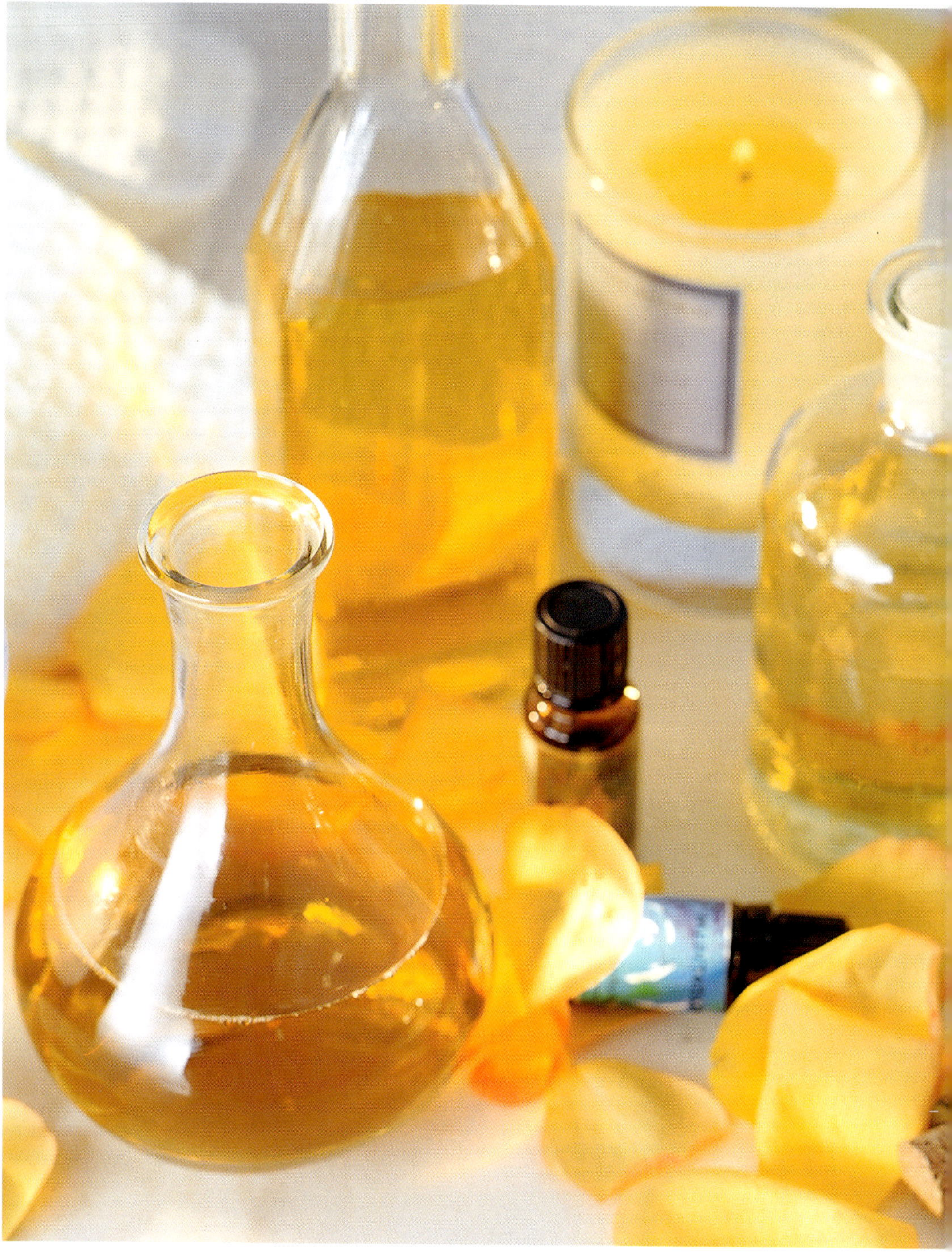

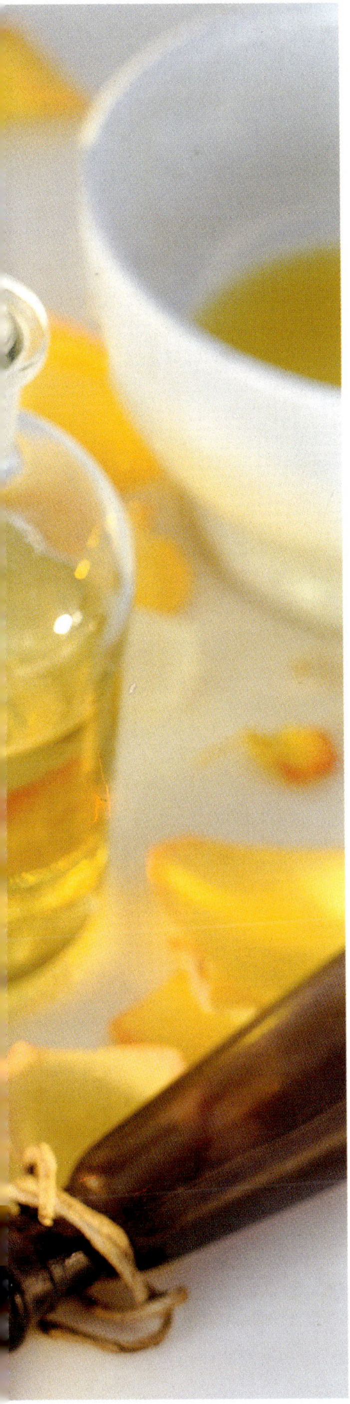

Die Kunst der Massage

»Gesundheit erflehen die Menschen von den Göttern, daß es aber in ihrer Hand liegt, diese zu bewahren, daran denken sie nicht.«
Demokrit (griechischer Philosoph, um 460 bis 380 v. Chr.)

Kaum etwas ist wohltuender, als von kundigen Händen mit einem duftenden Öl liebevoll massiert zu werden. Wie heilsam Berührungen wirken, war in den unterschiedlichsten Kulturen schon lange vor unserer Zeitrechnung bekannt. Denn Heilen durch Handauflegen ist so alt wie die Menschheit selbst. Heute ist Massage auch wissenschaftlich anerkannt als Therapie, die Linderung und Heilung und allgemein mehr Wohlbefinden bringt.
Alles Wichtige über Wirkung und Anwendung der Massage, über Öle und sonstige Zutaten erfahren Sie in diesem Kapitel.

Das Wissen von den heilenden Händen

Hautkontakt ist ein Sinnesreiz, den wir wie Essen, Trinken und Schlafen zum Leben brauchen: Zur Begrüßung reichen wir einander die Hände; um Trost zu spenden, streichen wir einem Kind über die Haare; um Liebe auszudrücken, verwöhnen wir den Partner mit zärtlichen Streicheleinheiten.

Durch Berührungen überschreiten wir die Grenze vom Ich zum Du und stellen eine Verbindung her, die weit über die Möglichkeiten der Sprache als Kontakt- und Verständigungsmittel hinausgeht.

Berührung ist ein Lebenselixier

Berührung ist ein Lebenselixier, das jeder von uns braucht, um an Körper, Geist und Seele gesund zu bleiben.

Die Hände spielen beim Berühren die wichtigste Rolle, denn sie sind zugleich Sinnesorgane, Informationsträger und Übermittler energetischer Kräfte: Sobald wir mit den Fingerspitzen und Handflächen den eigenen oder einen fremden Körper berühren, empfangen wir mit unserem Tastsinn Botschaften über seinen Zustand; durch den »Reiz« der Berührung lösen wir heilsame Körperreaktionen aus; die Hände vermitteln die Absicht unseres Tuns, durch sie können wir heilende Energie übertragen und höchste Sinnesgenüsse schenken. Massage ist im Prinzip all das und noch viel mehr.

Massage ist heilsame Berührung

Linderung durch Handauflegen

Wir alle wenden Massage instinktiv an. Wenn uns ein Körperteil schmerzt, legen wir automatisch die Hände auf die betroffene Stelle und versuchen, uns durch kreisende Bewegungen Linderung zu verschaffen. Wenn wir angespannt sind, genügt oft schon ein Handauflegen, um uns wieder zu beruhigen.

Diese Wirkungen werden auch von wissenschaftlicher Seite immer wieder bestätigt: Wenn Haut auf Haut trifft, ruft dies sowohl im körperlichen als auch im seelischen Bereich bestimmte Veränderungen hervor. So werden beispielsweise durch liebevolles Berühren spezielle Hormone ausgeschüttet, die für Wohlbefinden und

Starke Wirkung auf Körper und Seele

Glücksgefühle sorgen, und das Nervensystem erhält Impulse, auf die ein strapaziertes Nervenkostüm mit Entspannung reagiert. Beim Massieren, dem heilsamen Berühren, werden diese Veränderungen ganz gezielt genutzt, um im Organismus für Ausgleich und Umstimmung zu sorgen, Schmerzen zu lindern und körperliche und/oder seelische Spannungen aufzulösen (Seite 12).

Selbst Hand anlegen

Massage ist eine besondere Art der Berührung, eine Art »Tanz auf der Haut«, der mit möglichst geübten Händen und viel Fingerspitzengefühl ausgeführt wird. Jede Massagebehandlung wird so zur entspannenden Wohltat, bei der Berührung, Rhythmus und Technik im Bewußtsein des Massierten zu einer Einheit verschmelzen.

Voraussetzung für die Selbstbehandlung

■ Damit Sie dieses heilsame »Handwerk« an sich selbst oder an einem Partner wohltuend anwenden können, brauchen Sie in erster Linie ein paar grundlegende Kenntnisse, die ich Ihnen in den folgenden Kapiteln vermitteln werde. Alles Weitere ergibt sich durch das regelmäßige Anwenden der in diesem Buch vorgestellten Selbst- und Partnermassagen.
Darüber hinaus bieten die meisten örtlichen Volkshochschulen Massagekurse an, in denen Sie die wichtigsten Grundlagen erfahren und die Grifftechniken üben können.

Massage im Alltag: Heil- und Genußmittel

Massage ist ein hervorragendes Selbsthilfemittel, um Ihr Wohlbefinden zu stärken oder für das Wohl Ihres Partners zu sorgen. Gerade im Alltag, nach einer hektischen Woche oder zwischendurch am Arbeitsplatz, kann Ihnen eine entspannende Massage helfen, den Streß zu mindern und neue Lebensenergie zu tanken. Von ihrer wohltuenden Wirkung profitieren nicht nur Erwachsene, auch Babys und Kinder genießen die entspannenden Streicheleinheiten.

Massage als Heilmittel

● Massage ist ein Heilmittel, denn ihre gezielten Berührungen üben eine Tiefenwirkung auf den gesamten Organismus aus – also nicht nur auf die massierten Körperteile. Viele Alltagsbeschwerden können auf diese Weise gelindert und geheilt werden (Seite 64).

Für seelisches Gleichgewicht

● Massage ist ein natürliches Entspannungs- oder Anregungsmittel für Körper, Geist und Seele, denn sie schafft körperlich ebenso wie seelisch Ausgleich und stellt das innere Gleichgewicht wieder her (Seite 36).

Für die Schönheit

● Als Schönheitsmittel eingesetzt, verleihen regelmäßige Massagen ein strahlendes Aussehen und einen entspannten Gesichtsausdruck: Die Haut wird besser durchblutet, lymphatische Schwellungen im Gesichtsbereich klingen ab, und Spannungsfalten werden geglättet (Seite 20 und 50).

An Problemzonen wie Bauch, Po und Oberschenkeln können regelmäßige Spezialmassagen (Bindegewebsmassage) vorbeugend und straffend wirken, indem sie für gute Durchblutung der Haut und des Bindegewebes sorgen (Seite 52).

Beim Sport

● Als Fitneßmittel hilft regelmäßiges Massieren, die Muskeln elastisch und die Gelenke geschmeidig zu halten. Vor und nach sportlichen Betätigungen eingesetzt, vermindert Massage die Gefahr von Verletzungen und hilft erschöpften Muskeln, sich schnell wieder zu regenerieren (Seite 54).

Für sinnliche Erfahrungen zu zweit

● Eine Partnermassage kann auch ein sinnliches Genußmittel sein, das Lust auf erotische Abenteuer weckt. Vertrauensvolle Hingabe, liebevolles Berühren und die Bereitschaft, auf den anderen einzugehen, schaffen Intimität und Nähe, wie sie in dieser Natürlichkeit und Unbefangenheit nicht oft im Alltag entsteht. Außerdem lernen die Partner durch Massage ihren Körper und seine Reaktionen besser kennen – eine Möglichkeit, die jeder Liebesbeziehung guttut und sie vertieft.

Sanfte Therapie mit starker Wirkung

Ganz gleich, mit welcher Massagemethode Sie einem Partner oder sich selbst »zu Leibe rücken«, die Wirkungen, die Sie dabei erzielen, sind intensiv und umfassend.

Die Haut, unser größtes Organ

Schließlich ist die Haut mit einer Oberfläche von etwa 1,6 m^2 unser größtes Organ, das neben wichtigen Schutz-, Wärmeregulierungs-, Ausscheidungs- und Immunfunktionen eine ganz besondere Aufgabe hat: Rund fünf Millionen Sinneszellen auf der Haut warten nur darauf, jeden kleinsten Reiz wahrzunehmen und über unzählige Nervenbahnen weiterzuleiten.

»An-Reize« für die Selbstheilungskräfte

Sobald Ihre Hände auf die Haut treffen, entsteht ein solcher Reiz, der von den winzigen Tastkörperchen (Rezeptoren) in der Haut aufgenommen und an das Gehirn weitergeleitet wird (Seite 13) – eine sanfte Berührung wirkt in der Regel beruhigend, eine kräftige anregend.

Massage schafft Ausgleich

Fast alle Massagemethoden lassen sich deshalb auf einen Nenner bringen: Äußere Reize sollen bestimmte körperliche Reaktionen hervorrufen; eine solche »Reiztherapie« hat zum Ziel, ein bestehendes Ungleichgewicht im Körper wieder ins Lot zu bringen und die Selbstheilungskräfte anzuregen. Dazu muß im Organismus ein Umstimmungsprozeß in Gang gesetzt werden. In der Regel ist unser Körper zwar selbst in der Lage, den »inneren Schalter« umzulegen, um einen Ausgleich herbeizuführen. Sobald aber der Organismus diesen Vorgang nicht mehr aus sich selbst heraus steuern kann, bedarf es einer Hilfestellung von außen in Form anregender oder beruhigender Impulse.

Die Natur wirkt

Sämtliche Massagemethoden, die Sie in diesem Buch beschrieben finden, werden dem großen Bereich »physikalische Therapien« zugeordnet. Der Begriff leitet sich vom griechischen »physis« ab, was »Natur« bedeutet.
Diese Therapieverfahren, die zum Teil eine jahrtausendealte Tradition haben, wenden zur Heilung ausschließlich Mittel an, die uns die Natur zur Verfügung stellt.
Kälte, Wärme und Pflanzen sind zum Beispiel solche Naturheilmittel. Beim Massieren sind es die Hände, mit deren Hilfe Beschwerden gelindert werden.

Hilfreiche Impulse

Reize durch verschiedene Maßnahmen

Beim Massieren werden diese ausgleichenden Impulse durch verschiedene Maßnahmen gegeben: Zunächst ist es die Berührung, die allein schon wohltuende und wirkungsvolle Reize setzt. Diese werden durch den Druck der Hände, durch die dabei entstehende Reibungswärme sowie durch die Wahl der Grifftechnik unterstützt und in ihrer Wirkung intensiviert (Seite 25).
All diese Impulse zusammen ergeben das heilsame Potential, das dem Organismus hilft, sich wieder auf seine Mechanismen der Selbstregulierung zu besinnen. So kann sich beispielsweise übermäßige Spannung in Entspannung verwandeln, und Dauerstreß kann einer allgemeinen Beruhigung und Erholung weichen.

Heilsame Wirkung auf allen Ebenen

Eine der wichtigsten Formen ärztlicher Behandlung

Die Vielzahl nachweisbarer Heilungserfolge haben Massage zu einer der wichtigsten medizinischen Behandlungsmethoden überhaupt werden lassen. Das Streichen, Kneten und Reiben ist ein von der Schulmedizin anerkanntes Therapieverfahren, das im Rahmen einer ärztlichen Behandlung als alleinige oder als Zusatzmaßnahme verordnet wird. Ausgebildete Masseure, Physiotherapeuten und Krankengymnasten arbeiten meist eng mit ärztlichen Praxen, Kurzentren oder Krankenhäusern zusammen. Auch viele Heilpraktiker besitzen eine Zusatzausbildung in Massage.

Die Kosten für ärztlich verordnete Heilmassagen übernehmen die Krankenkassen zur Zeit noch weitgehend, während Sie die Massagen eines Heilpraktikers aus eigener Tasche bezahlen müssen. Das gleiche gilt für von Fachkräften ausgeführte Massagen, die Sie sich selbst verordnen und die »nur« Ihrer Entspannung dienen.

Die in zahlreichen medizinischen Untersuchungen nachweisbaren heilsamen Wirkungen von Massage kommen durch das Zusammenspiel verschiedener Faktoren zustande, die ich Ihnen im folgenden etwas näher erläutern möchte.

Wohltat für Körper und Seele

Der psychosedative Effekt

Wenn Sie schon einmal in den Genuß einer guten Massage gekommen sind, wissen Sie um die wohltuende Wirkung: Sie können auf- und tief durchatmen, Anspannung und Nervosität weichen, Sie können richtig »loslassen« und innerlich Ballast abwerfen. Vielleicht sind Sie sogar während des Massierens einfach eingeschlafen – ein Zeichen tiefster Entspannung von Körper, Geist und Seele. Und nach der Massage fühlt sich der Körper leicht und gut durchwärmt an. Die beruhigend-entspannende Wirkung, auch *psychosedativer Effekt* genannt, gehört deshalb zu den angenehmsten und wirksamsten Effekten der heilsamen Berührung.

Anregung für den Kreislauf

Massage steigert die örtliche Durchblutung sowohl der oberflächlichen als auch der tiefen Gewebeschichten bis zum 5fachen der Normaldurchblutung. Durch diese verstärkte Blutzufuhr werden

die Zellen ausreichend mit Sauerstoff und notwendigen Nährstoffen versorgt.
Gleichzeitig stimulieren die Berührung und die erhöhte Blutzirkulation auch das Lymphsystem (Seite 20), so daß abgelagerte Schlacken und Gifte besser ausgefiltert und abtransportiert werden können.

Der vasale Effekt

Die Anregung sowohl der Blut- als auch der Lymphzirkulation, in der Fachsprache als *vasaler Effekt* bezeichnet, gehört zu den heilsamsten Wirkungen der Knetkunst. Denn ein gut arbeitender Kreislauf und ein gut funktionierendes Lymphsystem sind die Voraussetzungen für ein intaktes Immunsystem.

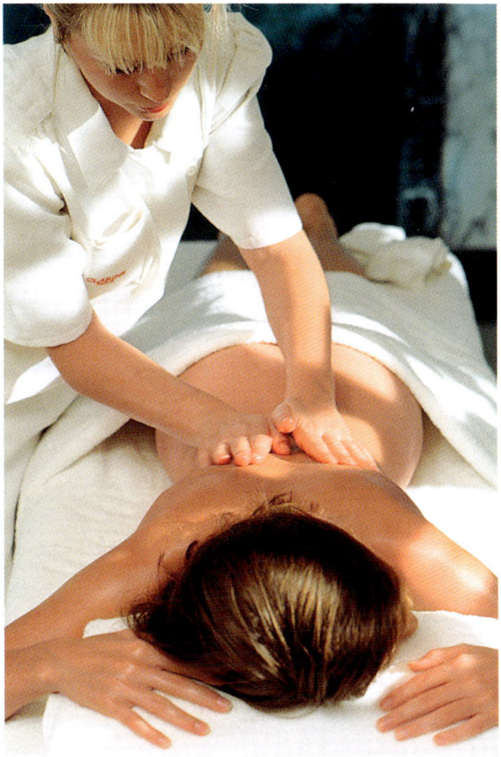

Erholung für strapazierte Nerven

Eine Therapieform, die nicht nur heilsam, sondern auch ein Vergnügen sein kann.

Die ausgleichende Wirkung von Massage auf das Nervensystem, *nervaler Effekt* genannt, entsteht hauptsächlich durch die Wärme der Hände, durch den ausgeübten Druck und durch den Berührungsreiz.

Der nervale Effekt

Die Haut ist dabei Übermittlerin der heilsamen Energie, denn in ihr verlaufen unzählige Nervenenden (Rezeptoren), die ständig Reize empfangen und diese über die Nervenbahnen ans Gehirn weiterleiten. Im Gehirn, der wichtigsten Schaltzentrale, werden die empfangenen Impulse verarbeitet und zu den anderen Teilen unseres Körpers weitergeleitet.
Beim Massieren können nun je nach Art und Intensität der Grifftechniken diese Nervenenden stimuliert oder beruhigt werden, so daß ein durch Streß, Nervosität und innere Anspannung strapaziertes Nervenkostüm wieder zur Ruhe kommen und auf »Normalbetrieb« umschalten kann.

Harmonisierung der Organfunktionen

Der segmentale Effekt

Massage wirkt sich sogar positiv auf die Funktion innerer Organe aus. Diese Wirkung – der sogenannte *segmentale Effekt* – entsteht durch die Verbindung innerer Organe mit bestimmten Hautbereichen, über die reflexartige (automatische) Organreaktionen ausgelöst werden können. Durch gezieltes Massieren solcher Hautzonen kann daher Einfluß auf Störungen einzelner Organe wie Nieren, Leber oder Herz genommen werden. Die Heilwirkungen der Fußreflexzonen- und Bindegewebsmassage (Seite 18/19) basieren auf diesem Prinzip.

Entspannung für verkrampfte Muskeln

Der tonisierende Effekt

Massage reguliert den Spannungszustand (Tonus) der Muskeln: Verspannte Muskeln werden entspannt (Detonisierung), schlaffe Muskeln werden tonisiert – mit dem Ziel der normalen Muskelspannung. Massage ist aber kein indirektes Krafttraining, denn stramme Muskeln können sich ausschließlich durch unentwegte Muskelarbeit entwickeln (wer regelmäßig Sport treibt, kann am eigenen Leibe spüren und sehen, wie die Muskeln fester und leistungsfähiger werden). Der *tonisierende Effekt* entsteht, weil die Muskeln durch die Massage gut durchblutet und so elastisch und dehnbar werden. Dadurch verringert sich auch die Anfälligkeit für Verletzungen, weshalb Massage vor sportlichen Leistungen so sinnvoll ist. Darüber hinaus trägt Massieren dazu bei, daß sich ermüdete und erschöpfte Muskeln schnell wieder erholen.

Linderung von Schmerzen

Das »Auslöschphänomen«

Bei extremen Verspannungen spüren wir oft starke Schmerzen. Regelmäßige und wohldosierte Massagebehandlungen können hier wirksam Abhilfe schaffen, da durch bestimmte, schmerzhafte Massagegriffe ein bereits bestehender Muskelschmerz (kein entzündlicher oder verletzungsbedingter Schmerz!) überlagert wird: Die Nerven signalisieren dem Gehirn einen neuen, stärkeren Impuls, der das ursprüngliche Schmerzsignal regelrecht übertönt. Die Medizin nennt diesen Vorgang *Auslöschphänomen,* weil ein starker Reiz die Wirkung des schwächeren aufhebt. Mit dem Nachlassen des

Schmerzempfindens verschwinden auch die Muskelverspannungen, was wiederum die Durchblutung und damit die Versorgung des Gewebes günstig beeinflußt.

Durch den Berührungsreiz wird dem Gehirn aber auch signalisiert, die Produktion bestimmter Hormone anzuregen: Unter anderem werden vermehrt Endorphine produziert, die körpereigenen »Schmerzmittel«, und nach neuesten wissenschaftlichen Untersuchungen auch das Hormon Oxytocin, das Streßreaktionen deutlich lindert und ebenfalls eine schmerzreduzierende Wirkung hat.

Der hormonale Effekt

Natürliche Heilmethode mit langer Tradition

Das Wissen um die heilenden Kräfte der Hände ist so alt wie die Menschheit selbst. Bevor Sie sich intensiver mit den einzelnen Massagearten und -techniken beschäftigen, ist es sicher interessant, zunächst einen kleinen Exkurs in die Geschichte dieser uralten Heilmethode zu machen, um deren Ursprünge und Entwicklung bis in unsere Zeit kennenzulernen.

Kleine Geschichte der Massage

Bereits vor rund 5000 Jahren wurde das Heilen durch Berührung und Handauflegen nachweislich praktiziert.

Im »Ayurveda«, der jahrtausendealten indischen Lehre vom langen, gesunden Leben, ist Massage eines von mehreren Therapieverfahren, um die Selbstheilungskräfte anzuregen, tiefe Entspannung herbeizuführen und den Körper zu entschlacken. Auch in der Heilkunde Chinas besitzt Massage eine lange Tradition zur Behandlung und Vorbeugung von Erkrankungen. Im Westen ist vor allem die Akupressur als eine Form der chinesischen Massage bekannt, die neben der ayurvedischen zu den ältesten Massagemethoden zählt.

Die ältesten Methoden stammen aus Asien

Die vorchristliche römische und griechische Literatur enthält viele Hinweise, wie und wann Massagen in der europäischen Antike eingesetzt wurden: etwa vor und nach sportlichen Wettkämpfen, während der Genesungszeit, nach dem Bad und vor allem als Therapieverfahren bei körperlichen und seelischen Beschwerden wie Verdauungsstörungen, Atemnot oder Schwermut.

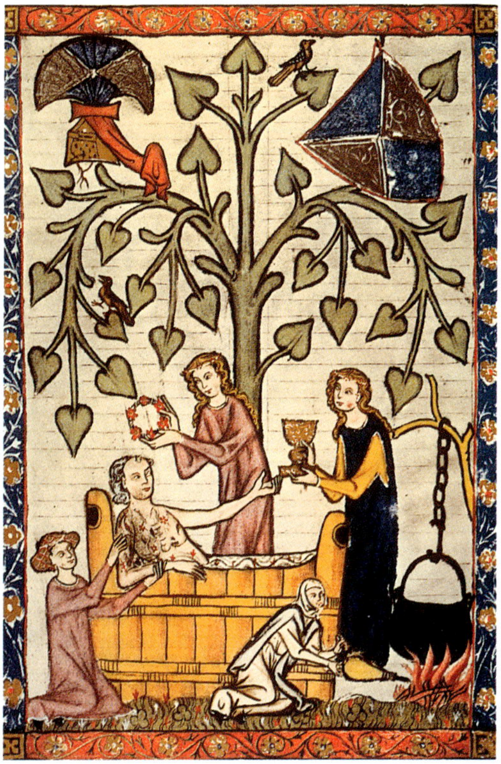

Für den Griechen Hippokrates (um 460 bis 375 v. Chr.), der als »Vater der abendländischen Medizin« gilt, war das Reiben eine Kunst, die jeder Arzt beherrschen sollte. Später war es vor allem der griechisch-römische Arzt Galen (129 bis 199 n. Chr.), der in seinen Schriften unter anderem genaueste Angaben über bestimmte Massagetechniken und deren Anwendungsformen machte.

Die griechisch-römische Tradition

Nach Ausbreitung des Christentums war jeglicher Körperkontakt über lange Zeit verpönt, so daß das uralte Wissen über die Knetkunst fast in Vergessenheit geriet. Erst in Schriften des 16. Jahrhunderts finden sich wieder Hinweise auf Massageanwendungen. Der französische Arzt Ambroise Paré (1510 bis 1590) entwickelte eine Massageform, die er insbesondere zur Unterstützung des Genesungsprozesses einsetzte.

Baden war zur Minnezeit sehr beliebt. Massagen dagegen gerieten im Mittelalter fast in Vergessenheit.

Im 19. Jahrhundert schließlich verhalfen der schwedische Heilgymnast Per Henrik Ling und der holländische Arzt J. Georg Mezger der Massage zu neuem Ansehen. Am Ende des Jahrhunderts war die der griechisch-römischen Tradition entstammende »klassische Massage« aufgrund ihrer großen Therapieerfolge ein wichtiger Bestandteil medizinischer Behandlung geworden.

Wiederentdeckung und Etablierung

In der Folgezeit wurden die Techniken der klassischen Massage immer mehr verfeinert, weiterentwickelt und mit wissenschaftlichen Ergebnissen untermauert.

Neben der klassischen Massage gibt es bei uns inzwischen noch eine Vielzahl anderer Massageformen, die teils aus fernöstlichen Überlieferungen stammen (wie Akupressur und Shiatsu) oder auf den Erfahrungen und Erkenntnissen westlicher Ärzte und Heilmasseure beruhen (wie Bindegewebs- und Fußreflexzonenmassage).

Die verschiedenen Methoden

Im Folgenden stelle ich Ihnen fünf medizinisch anerkannte Massagemethoden näher vor, die in den Massagen dieses Buches zu verschiedenen Behandlungskonzepten kombiniert werden. Einen Überblick über weitere Massageformen finden Sie in den Kurzbeschreibungen ab Seite 22.

Klassische Massage

Die Grundlage der meisten Methoden

Die Mehrzahl der beschriebenen Massageübungen entstammt der »klassischen« oder auch »schwedischen Massage«, deren Grifftechniken – Streichen, Kneten und Reiben – die Grundlagen der meisten Massagearten bilden. Genaue Anleitungen zu diesen Grifftechniken finden Sie ab Seite 25. Die klassische Massage dient vor allem dazu, ganz allgemein den Spannungszustand von Haut und Muskeln zu normalisieren sowie die Blut- und Lymphzirkulation anzuregen.

In der therapeutischen Praxis wird die klassische Massage hauptsächlich eingesetzt bei

Heilanzeigen

- rheumatischen Erkrankungen,
- neurologischen Störungen wie Lähmungen,
- Folgeerscheinungen nach Verletzungen und Operationen am Bewegungsapparat,
- inneren Erkrankungen wie Herzleiden, Bluthochdruck, Fehlatmung und Bronchitis,
- psychosomatischen Beschwerden wie Kopfschmerzen, Migräne, Schlaf- und Verdauungsstörungen, Kreislaufbeschwerden, Erschöpfungs- und Streßzuständen,

Verspannte Muskeln

Neben der Haut sind es vor allem die Muskeln, die durch Massage wohltuend behandelt werden. Muskeln verspannen sich, wenn wir uns zu wenig, falsch oder zu viel (Berufssportler) bewegen, oft stundenlang mehr oder weniger in derselben Position verharren, Angst haben oder innerlich unter Dauerstreß stehen. Normalerweise entspannt sich ein Muskel wieder von selbst, sobald die belastende Situation vorüber ist. Es kommt aber häufig vor, daß ganze Muskelpartien oder nur einige Stellen im Muskelgewebe chronisch verspannt bleiben, was sich mit der Zeit durch Schmerzen bemerkbar machen kann. Ein schmerzender Rücken oder steifer Nacken sind beispielsweise Zeichen dafür, daß diese Körperbereiche über einen längeren Zeitraum hin falsch belastet oder überlastet wurden.

- Haltungsschäden wie Wirbelsäulenverkrümmung (Skoliose),
- Verspannungen im muskulären Bereich wie Halswirbel-, Brustwirbel- und Lendenwirbelsyndrom,
- körperlichen Entwicklungshemmungen bei Kindern.

Bindegewebsmassage

Grundlage der Bindegewebsmassage (BGM) bilden die Ausführungen des englischen Neurologen Dr. Henry Head (1861 bis 1940). Er fand heraus, daß sich Störungen und Erkrankungen im Inneren des Körpers auf der Haut, insbesondere im Bindegewebe zeigen: Bestimmte Hautgebiete sind über Nervenfasern und Blutbahnen mit einem inneren Organ verbunden, und Reize, die auf eine solche Hautzone ausgeübt werden (zum Beispiel durch Massage), gelangen ins Körperinnere, wo sie ausgleichend wirken und Störungen aufheben.

Wirkung auf Bindegewebe und Organe

Gestützt auf dieses Wissen entwickelten die deutsche Krankengymnastin Elisabeth Dicke und die Ärztin Dr. Hede Teirich-Leube die therapeutischen Möglichkeiten der Bindegewebsmassage. Auf Seite 52 finden Sie einige wirksame Grifftechniken der BGM, mit denen Sie bei Cellulite für ein besseres Hautbild sorgen können.

Das Bindegewebe

Ein knackiger Po, straffe Oberschenkel, ein flacher Bauch – auch dafür ist das Bindegewebe zuständig. Es ist fast überall im Körper vorhanden und hält uns im wahrsten Sinne des Wortes zusammen, indem es die inneren Organe stützt und die Knochen verbindet. Die zarten, hellen Gewebeschichten liegen wie ein poröser Schwamm unter der Oberhaut und bilden mit ihren elastischen Fasern ein dichtes Netz zwischen Muskel- und Fettgewebe und der Haut. Es führt Blutgefäße, Lymphbahnen und Nerven bis an die Grenze der Oberhaut, versorgt diese so mit Nährstoffen und transportiert die Abbauprodukte wieder ab. Mit den Grifftechniken der BGM – Ziehen und Rollen – wird nicht nur die Versorgung des Bindegewebes verbessert, sondern es werden auch Störungen innerer Organe behandelt, die sich an den entsprechenden Hautzonen durch Einziehungen, flächige Eindellungen oder als Quellungen zeigen.

In der therapeutischen Praxis wird die Bindegewebsmassage hauptsächlich angewandt bei

Heilanzeigen

- Durchblutungsstörungen,
- venösen und lymphatischen Störungen,
- Blutdruckschwankungen,
- Erfrierungen,

- funktionellen Störungen innerer Organe und Organbereiche wie des Magen-Darm- sowie des Herz-Kreislauf-Systems,
- Frauenleiden wie Menstruationsstörungen, Beschwerden der Wechseljahre,
- Erkrankungen der Atemwege wie Bronchitis, Asthma bronchiale.

Fußreflexzonenmassage

Über Füße und Hände Organe beeinflussen

»Zeigen Sie mir Ihre Füße, und ich sage Ihnen, wie gesund Sie sind!« war der Leitspruch der englischen Masseurin Eunice D. Ingham. Sie entwickelte vor gut sechzig Jahren eine Massagemethode aufgrund der Annahme, daß jeder Organbereich des Körpers sich einem Bereich an den Füßen und Händen zuordnen und von dort aus beeinflussen läßt. Solche »Reflexzonen« finden sich vor allem an den Fußsohlen und Handinnenflächen, aber auch an Fuß- und Handrücken und -seiten bis zum Gelenk. Die Zonen spiegeln wider, wie es um den entsprechenden Organbereich steht: Schmerzt eine Zone, wenn Sie sie mit der Technik des Reibens massieren (Seite 27), ist etwas mit dem Organbereich nicht in Ordnung.
In Deutschland ist es vor allem der Masseurin Hanne Marquardt zu verdanken, daß die Fußreflexzonenmassage von seiten der Schulmedizin immer mehr Beachtung findet.

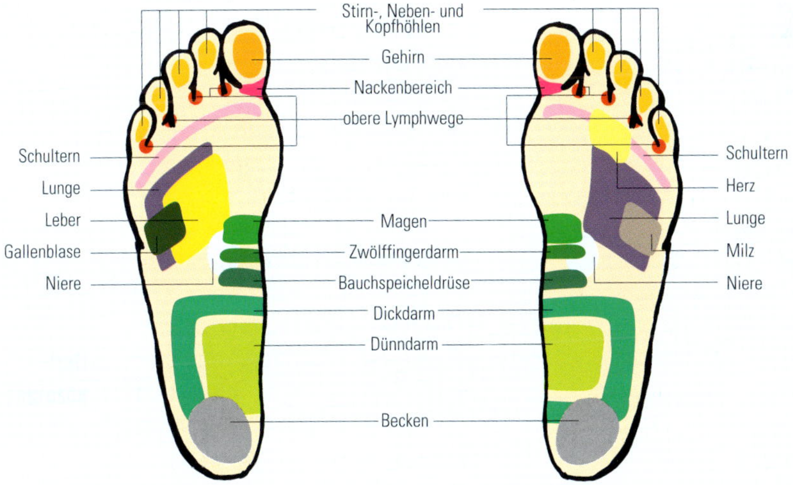

Einige wichtige Reflexzonen an den Füßen

In der therapeutischen Praxis wird die Fußreflexzonenmassage insbesondere angewandt bei

Heilanzeigen

- funktionellen Störungen einzelner Organe oder Organsysteme,
- Migräne, Kopfschmerzen,
- muskulären Verspannungen,
- Menstruationsbeschwerden,
- Erkrankungen der Atemwege,
- Streß, Nervosität, Schlafstörungen,
- allergischen Reaktionen wie Heuschnupfen.

»Kläranlage« des Körpers

Für unsere Gesundheit hat das lymphatische System eine außerordentlich wichtige Funktion: Die Lymphflüssigkeit führt anfallende Stoffwechselabbauprodukte (Schlacken) mit sich. Besonders die großen Eiweißmoleküle, wie sie bei Entzündungen anfallen, finden über dieses Gewebswasser den Weg zurück ins Blut und können dann über die Entgiftungsorgane (Leber und Nieren) ausgeschieden werden.
Liegt nun eine Schädigung der Lymphbahnen vor oder ist der Lymphfluß behindert, kommt es zu Ansammlungen der Flüssigkeit im Gewebe: Die Haut sieht geschwollen aus, und bei Druck auf die betreffende Stelle bleibt eine Einkerbung zurück, die nur langsam verschwindet.
Die Lymphdrainage bewirkt, daß das in den Geweben eingelagerte Wasser durch den mechanischen Handdruck etwas gepreßt und herausgestrichen wird. Auf diese Weise wird die Flüssigkeit über die Lymphknoten in die Lymphbahnen gelenkt und dann dem venösen Blutkreislauf zugeführt. Diesen Vorgang nennt man Ausleiten.

Manuelle Lymphdrainage

Entstauende und entgiftende Wirkung

Lymphdrainage – französisch »drainer« gleich »entwässern« – dient dem schnelleren Abtransport von Stoffwechselschlacken und überschüssigem Gewebswasser über die Lymphbahnen. Die Massage, bei der mit den Händen (»manuell«) sanfte kreisende und leicht ziehende Griffe entlang der Lymphbahnen ausgeführt werden, wurde von dem dänischen Physiotherapeuten Dr. Emil Vodder entwickelt, 1932 erstmals angewandt und später weiter verfeinert.
Beispielsweise hilft die Lymphdrainage, wenn das Gesicht und die Augenpartie verquollen wirken (Seite 50). Deshalb ist sie ein wichtiger Bestandteil einer professionellen kosmetischen Gesichtsbehandlung.

Die manuelle Lymphdrainage wird als Therapie hauptsächlich angewandt bei:

Heil-
anzeigen

- Entfernung der Lymphknoten, um Stauungen der Lymphflüssigkeit (Ödeme) aufzulösen,
- Ödembildung nach unfallbedingten Verletzungen,
- Erkrankungen der Lymphgefäße,
- Venenleiden (Veneninsuffizienz), um chronisch »dicke Beine« zu entstauen.

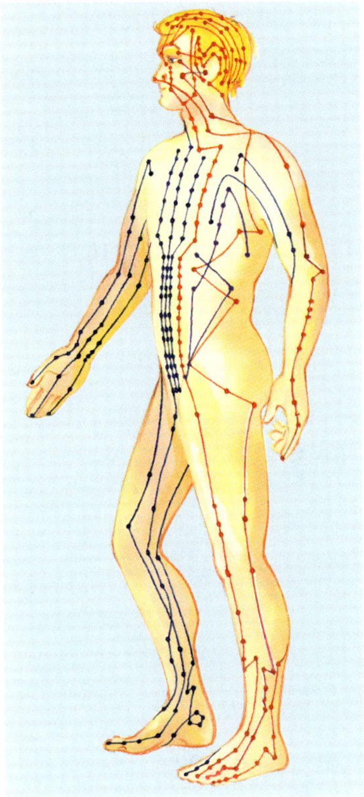

Die Meridiane – aus traditioneller asiatischer Sicht Leitbahnen, durch die Lebensenergie im Körper fließt.

Akupressur

Harmoni-
sierung des
Energie-
flusses

Die »Fingerdruckmassage« ist die bei uns bekannteste Heilmethode der chinesischen Medizin. Ähnlich der Aku*punktur,* bei der man mit Nadeln Reize an bestimmten Körperstellen setzt, werden beim Akupressieren punktuell heilsame Reize mit den Fingerspitzen ausgelöst. Beide Methoden basieren auf der sogenannten Meridianlehre. Sie geht davon aus, daß unser Körper von Energiebahnen, den »Meridianen«, durchzogen ist, durch die Lebensenergie (»Chi«) fließt. Im Falle einer Erkrankung wird das Fließen der Lebensenergie behindert. Der gezielte Druck bestimmter Punkte entlang der Meridiane soll nun helfen, eine bestehende Blockade des Energiestroms aufzuheben, damit lebensspendendes Chi wieder frei und ungehindert fließen kann. Die chinesische Fingerdruckmassage hat das Ziel, den Fluß des Chi zu harmonisieren, zu beruhigen oder anzuregen.

Heil-
anzeigen

Akupressur wird von vielen Masseuren und Heilpraktikern hauptsächlich angewandt, um

- die Lebensenergie bei Erschöpfungszuständen zu aktivieren oder bei Nervosität zu beruhigen,
- Kopf-, Hals-, Bauch- oder Zahnschmerzen zu lindern,
- ausgleichend auf das Nervensystem einzuwirken.

Weitere Spezialformen

Traditionelle östliche Philosophie oder moderne westliche Medizin: Im Laufe der Zeit haben sich bei uns viele unterschiedliche Massageformen entwickelt, die oft beide Ansätze miteinander verknüpfen oder aber einen ganz eigenen Ansatz haben.

Akupunktmassage nach W. Penzel

Auf der Basis der Meridianlehre

Sie heißt auch Meridianmassage, weil ihre Grundlage die Meridianlehre (Seite 21) ist. Mit einem Massagestäbchen werden zunächst entlang der Meridiane zu schnell oder zu langsam fließende Energien ausgeglichen. Anschließend werden die Akupunkturpunke mit einem Vibrationsgerät stimuliert. Die Akupunktmassage wird insbesondere bei funktionellen Störungen, chronischen Schmerzen und als vorbeugende Maßnahme angewandt.

An-Mo- oder Tui-Na-Massage

Chinesische Massagen zur Auflösung von Energiestaus

Beide Massageformen sind Bestandteile der traditionellen chinesischen Medizin. Die Massage wird auf den Meridianen (Seite 21) mit sanften und/oder festen Grifftechniken wie Klopfen, Kneten, Drücken, Streichen oder Greifen ausgeführt. Stauungen im Energiefluß sollen so aufgelöst oder zu stark fließende Energieströme beruhigt werden. Beide Zustände können Auslöser zahlreicher Beschwerden wie Funktionsstörungen innerer Organe, chronischer Schmerzen oder Erkrankungen der Knochen und Gliedmaßen sein.

Biodynamische Massage nach Gerda Boyesen

Psychotherapie über den Körper

»Über den Körper die Seele heilen« lautet das Motto dieser psychotherapeutisch eingesetzten Massage. Sie geht davon aus, daß der Organismus die Fähigkeit besitzt, Gefühle und Konflikte durch Muskelspannung und chronische Anspannung des Zwerchfells zu verdrängen. Durch gezieltes Atmen in Verbindung mit besonderen Massagetechniken wird ein dynamischer Prozeß in Gang gesetzt, bei dem der Patient Zugang zu seinem Unterbewußtsein erhält.

Colonmassage

Hilfe für die Verdauung

Chronische oder akute Verdauungsstörungen wie Verstopfung können mit Hilfe dieser speziellen Bauchmassage wirksam behandelt werden.

Craniosacral-Arbeit

Stärkung der Abwehr- und Selbstheilungskräfte

Diese Therapieform beschäftigt sich mit dem Rhythmus der Gehirn- und Rückenmarksflüssigkeit, die im Schädelinnenraum (Schädel = *Cranium*) und entlang der Wirbelsäule bis zum Kreuzbein *(Os sacrum)* pulsiert. Ist dieser Bewegungsrhythmus gestört, wirkt sich das negativ auf das körperliche und psychische Wohlbefinden aus. Durch feine Berührungen wird versucht, den gesunden, regelmäßigen Craniosacral-Rhythmus wieder herzustellen, um das körpereigene Abwehrsystem zu stimulieren und Heilungsprozesse in Gang zu setzen. Auch bei Krampfleiden, Kopfschmerzen, Migräne, Allergien oder Ohrenrauschen hat sich diese Berührungstherapie bewährt.

Periostmassage

Wirksam gegen Schmerzen

Das Periost (= Knochenhaut) ist wegen der dort eingelagerten zahlreichen Nerven und Blutgefäße ein hochsensibles Reizorgan. Deshalb wurde die Massage der Knochenhaut als schmerzlinderndes Mittel von zwei deutschen Medizinern entwickelt: Wird bei bestimmten Schmerzen (keine entzündlichen oder verletzungsbedingten) auf Knochen in zugeordneten Segmenten ein gewisser Druck ausgeübt, so verschwindet dieser Schmerz. Der ursprüngliche Schmerz von innen wird also per Fingerdruck durch einen anderen Schmerz von außen ausgelöscht (Seite 15).

Polarity-Massage nach Dr. Randolph Stone

Auflösung von Energieblockaden

Diese Massageform bedient sich naturwissenschaftlicher Grundlagen: Der menschliche Körper läßt sich in ein elektromagnetisches Polaritätsmuster einteilen, wie es in der gesamten Natur zu finden ist. Die Spitze des Körpers (der Kopf) sowie die rechte Körperhälfte sind demnach positiv geladen, die linke Körperhälfte und die Füße dagegen negativ. Mit Hilfe besonderer Massage-, Berührungs- und Dehnungstechniken wird versucht, bestehende Energieblockaden im körpereigenen Magnetfeld aufzulösen und auszugleichen.

Rolfing nach Ida Rolf

Gegen Verspannungen

Mit kräftigem Druck und speziellen Handgriffen wird verkürzten oder verspannten Muskeln ihre ursprüngliche Spannkraft wiedergegeben und damit auch die Körperhaltung verbessert. Da Muskelhärten oft die Folgen seelischer Verspannungen sind, können während einer Behandlung seelische Probleme bewußt werden. Rolfing wird deshalb meist mit einer Psychotherapie kombiniert.

Shiatsu

Japanische Variante der Aku- pressur –

»Shi« gleich »Finger« und »atsu« gleich »Druck« ist die japanische Variante der auf Seite 21 beschriebenen chinesischen Fingerdruckmassage Akupressur. Auch beim Shiatsu wird davon ausgegangen, daß der Körper von Energiebahnen, den Meridianen, durchzogen ist, durch die Lebensenergie (Chi) fließt. Die mit speziellen Handgriffen ausgeführte Massage entlang der Meridiane bringt bei Krankheiten blockiertes Chi wieder in Schwung.

Thai-Massage

– und die indische Version

Diese Massageform hat ihren Ursprung in Indien. Ähnlich wie bei Shiatsu und Akupressur basiert die Thai-Massage auf der Vorstellung, daß der Körper auf bestimmten Bahnen von Lebensenergie (Prana) durchflossen wird. Durch sanfte Handgriffe entlang dieser Bahnen wird das Prana wieder zum Fließen gebracht. Schmerzen können dadurch gelindert und Krankheiten geheilt werden.

Unterwassermassage

Entspannung bei Schmerzen

In 34 bis 38 °C warmem Wasser wird diese Massage mit einem Druckstrahl aus einem Wasserschlauch ausgeführt. Sie wirkt sehr entspannend und steigert die Hautdurchblutung. Insbesondere nach Operationen, Zerrungen und Prellungen wird die Unterwassermassage bei uns als Heilmittel eingesetzt.

Yin- und Yang-Massage

Ausgleich aktiver und passiver Energien

Dieser Methode liegt die chinesische Auffassung der einander ergänzenden gegensätzlichen Kräfte zugrunde: Yin, die emotionale, passive, besänftigende Energie, und Yang, die aktive, dynamische Kraft. Idealerweise sind in jedem Menschen diese unterschiedlichen Kräfte ausgewogen, doch im täglichen Leben gewinnt meistens eine davon die Oberhand. Durch entsprechende Massageübungen können überschüssige Yin- oder Yang-Energien ausgeglichen werden, damit Körper und Seele gesund bleiben. Während die Yin-Massage der Entspannung dient, ist die Yang-Massage ein wahrer Energiespender.

Grundkurs Massage

Wenn Sie nun selbst anfangen wollen zu massieren, ist es wichtig, daß Sie sich zunächst mit den Grundlagen der Massage vertraut machen – damit jede Partner- und Selbstmassage ein rundum schönes und erholsames Erlebnis wird.
Massage ist ganz leicht zu erlernen. Aber nicht nur die »Technik«, auch äußere Bedingungen spielen eine wichtige Rolle. Es ist deshalb ratsam, daß Sie zuerst alle Anleitungen aufmerksam lesen, bevor Sie zu den Übungen übergehen. Auf diese Weise sorgen Sie nicht nur für Wohlbefinden und Entspannung, Sie vermeiden auch Unsicherheiten und Fehler beim Massieren.

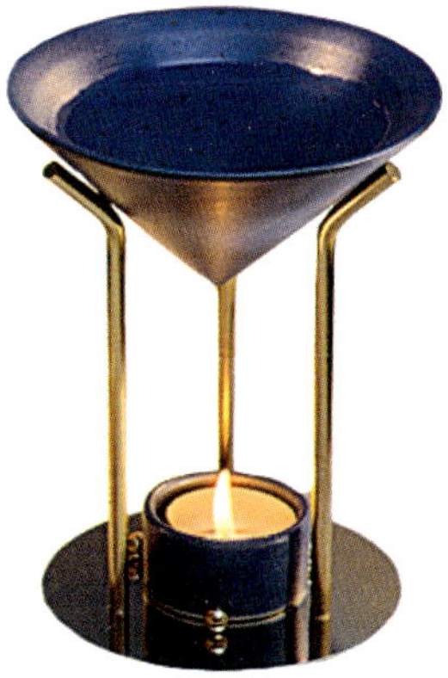

Auch eine wohltuende Atmosphäre trägt zur Wirkung der Massage bei. Ein schöner Duft bringt Stimmung in den Raum.

Grifftechniken

Im Folgenden lernen Sie die grundlegenden Grifftechniken der klassischen Massage und deren Wirkungen kennen. Nach dem Durchlesen sollten Sie die einzelnen Handgriffe zunächst einmal an sich selbst oder einem Partner ausprobieren, ehe Sie sich an eine ganze Massage begeben. Dies hilft Ihnen, ein Gefühl für diese besondere Art der Berührung zu entwickeln. Außerdem können Sie so spüren lernen, wie sich Haut und Muskeln anfühlen und wie sanft oder kräftig Sie zupacken können, ohne gleich unangenehme Körperreaktionen hervorzurufen.

Übung macht sicherer!

Streichungen (Effleurage)

Jede in den folgenden Kapiteln vorgestellte Massage beginnt mit einleitenden, sanften Streichungen, um

- den ersten Hautkontakt herzustellen,
- sich und den Partner auf die Massage einzustimmen,

Sanftes Streichen zu Beginn jeder Massage

Grundkurs Massage

- das Massageöl auf der Haut zu verteilen und
- das Körpergebiet auf die kommende, intensivere Behandlung vorzubereiten.

Die Wirkung, die Sie mit den sanften Streichungen erreichen:

Wirkung

- leichte Anregung der Durchblutung und Lymphzirkulation im behandelten Bereich,
- Auflösung oberflächlicher Spannungen sowie
- Förderung des allgemeinen Entspannungsprozesses.

Kräftige, tiefenwirksame Streichungen

Nach den sanften, kontaktaufnehmenden Streichungen, aber auch nach allen anderen Grifftechniken, können tiefenwirksame, also mit stärkerem Druck ausgeführte Streichungen folgen. Damit erzielen Sie:

Wirkung

- stärkere Durchblutung und Anregung des Lymphflusses,
- erste Eindrücke über den Zustand des Muskelgewebes (weich oder hart),
- die Verbesserung des allgemeinen Spannungszustands der Muskeln (Tonisierung),
- tiefes Durchatmen und Anregung der Atmung (sogenanntes vertieftes Atmen),
- eine Art Befreiung auf seelischer Ebene: Die Sorgen werden weggestrichen, der Streß wegmassiert, Gedanken werden losgelassen ...

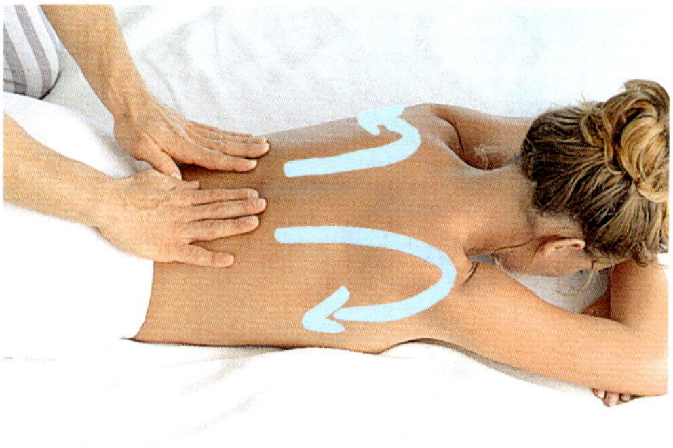

Streichung: sanft oder druckvoll mit flachen Händen über die Haut gleiten

▶ Mit beiden Handflächen streichen Sie aufwärts und üben dabei leichten, gleichmäßigen Druck aus, indem Sie den Oberkörper leicht vorbeugen; für tiefenwirksame Streichungen geben Sie mehr Druck auf die Handballen. Lassen Sie dann Ihre Hände ohne Druck zurück zur Ausgangsposition gleiten.

Knetungen (Pétrissage)

Nach den Streichungen folgt nun die etwas intensivere Grifftechnik des Knetens, mit der Sie bewirken, daß

Wirkung

- sich allgemeine Verspannungen im Muskelgewebe auflösen und harte Muskeln allmählich weicher und elastischer werden,
- das unter der Haut befindliche Fettgewebe und die Muskelfasern gründlich durchgearbeitet werden,
- die Durchblutung stark angeregt wird, so daß Schlacken, die

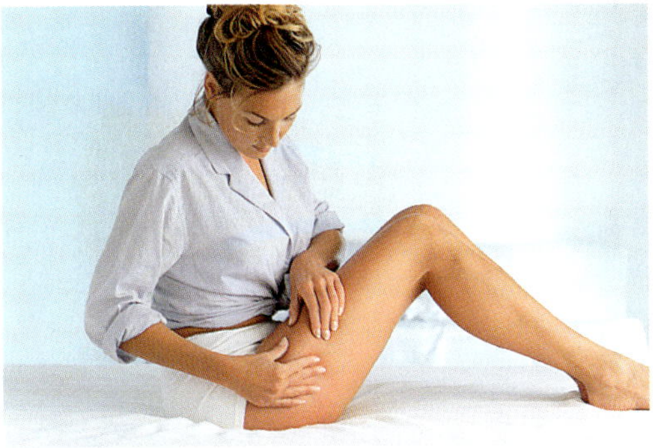

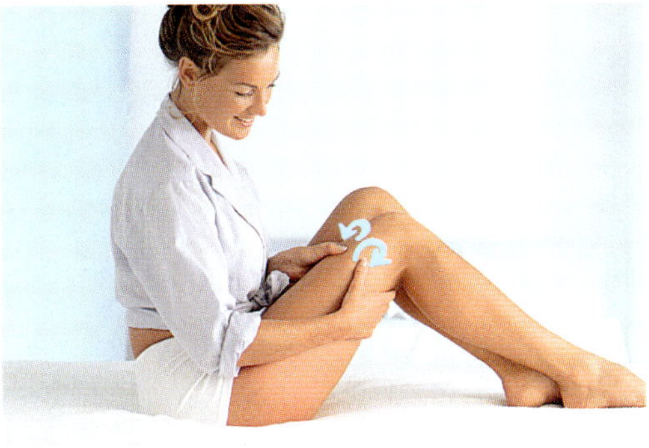

Knetung: die Haut zwischen den Fingern wie Teig »walken«

sich in den Venen und in den Lymphgefäßen angesammelt haben, gründlicher und schneller abtransportiert werden.

▶ Nehmen Sie eine größere Hautpartie mit den Fingerspitzen auf, und verfahren Sie wie beim Kneten eines Kuchenteigs: Pressen, drücken und rollen Sie das fleischige Muskelgewebe.

Reibungen (Friktionen)

Für die Reibungen brauchen Sie vor allen Dingen eines: Fingerspitzengefühl. Probieren Sie es so oft wie möglich an sich selbst oder einem Partner aus. Sie werden feststellen, wie wirkungsvoll diese Grifftechnik ist. Sie können damit

Wirkung

- selbst kleinste Muskelhärten aufspüren und auflösen,
- Muskelschmerzen lindern,
- das Ausleiten von Schlacken unterstützen.

Reibung: mit den Daumenkuppen Kreise und Spiralen reiben

▶ Üben Sie mit der Daumenkuppe etwas Druck aus, und reiben Sie kleine Kreise auf die Haut, ohne den Hautkontakt zu unterbrechen. Um vorwärts zu kommen, öffnen Sie die Kreise und reiben spiralförmig weiter. Wechseln Sie Kreise und Spiralen rhythmisch ab.

Schwingungen (Vibrationen)

Nach einer intensiven Behandlung folgen in der Regel entspannende und beruhigende Handgriffe. Das können Streichungen oder Grifftechniken sein, bei denen die Haut etwas in Schwingung gerät. Die Wirkungen, die Sie dadurch erzielen, sind

Wirkung

- leichte Anregung des gesamten Nervensystems,
- Entspannung für die zuvor intensiv bearbeiteten Muskeln,
- vertieftes Atmen.

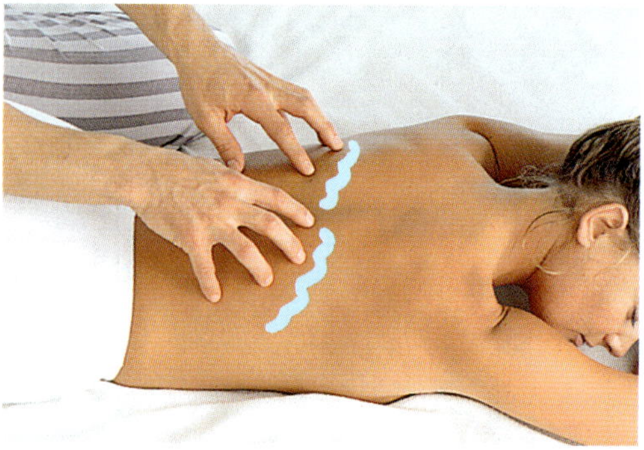

Schwingung: rütteln und schieben in wellenförmigen Bewegungen

▶ Setzen Sie alle Fingerspitzen auf, rütteln Sie leicht vor und zurück, und bewegen Sie zugleich die Hände auseinander. Diese wellenförmigen Bewegungen werden als Schwingungen wahrgenommen.

Wichtig bei der Anwendung

Beim Ausführen der Griffe müssen Sie auf folgendes achten:

Halten Sie den Kontakt!

- Berühren Sie immer mit beiden Händen den Körper des Partners, selbst wenn Sie den Griff nur mit einer Hand ausführen. Durch den ständigen Körperkontakt erhält Ihr Partner ein Gefühl der Sicherheit. Und wenn Sie Ihre Position oder die Grifftechnik wechseln, sollte zumindest eine Hand auf dem Körper bleiben, um den Kontakt nicht abzubrechen.
- Ein fließender Rhythmus beim Massieren ist für den Entspannungseffekt sehr wichtig. Vermeiden Sie deshalb ruckartige, abrupte Bewegungen, insbesondere dann, wenn Sie beispielsweise von einer Grifftechnik zur anderen übergehen.

In fließendem Rhythmus

- Einen der wichtigsten Massagegrundsätze sollten Sie stets beachten: Sämtliche Grifftechniken werden immer mit dem Venenblut- und Lymphstrom herzwärts zum Körperzentrum hin ausgeführt. Wenn Sie also beispielsweise die Arme Ihres Partners behandeln, massieren Sie immer von den Händen ausgehend nach oben in Richtung Schulter (herzwärts). Das gleiche gilt für die Beine: Sie streichen von den Füßen ausgehend nach oben zur Leiste hin.

Immer Richtung Herz massieren

Der richtige Griff – passend zum Befinden

Die Auswahl der Massagetechnik richtet sich nach dem Prinzip des Ausgleichs, das heißt

- bei überreiztem oder nervösem Allgemeinzustand führen Sie hauptsächlich beruhigende Griffe wie Streichungen und leichte Muskelvibrationen aus,
- bei müdem, erschöpftem Allgemeinbefinden können Sie dagegen gleich nach den kontaktaufnehmenden Streichungen mit anregenden und stimulierenden Griffen beginnen.

Bei Nervosität beruhigen, bei Erschöpfung anregen

Vorbereitung auf die Massage

Rund ums Massieren ist einiges zu beachten, um eine optimale Wirkung zu gewährleisten.

Massageöle sind unentbehrlich

Notwendig als Gleitmittel

Massageöle sind nicht nur hautfreundlich, sondern auch ein wichtiges Hilfsmittel, damit die Hände über Haut und behaarte Körperstellen mühelos und geschmeidig hinweggleiten können.

▶ Achten Sie im Umgang mit den Körperölen auf folgendes:

Tips für die Anwendung

- Warmes Öl auf der Haut ist besonders wohltuend. Erwärmen Sie deshalb immer eine kleine Menge Massageöl langsam im Wasserbad, bevor Sie mit der Massage beginnen.
- Lieber weniger als mehr lautet die Devise, wenn es um die Dosierung des Öls geht, denn die Haut braucht nicht viel von diesen fetthaltigen Substanzen, um geschmeidig zu werden. Haben Sie zuviel Massageöl aufgetragen, nehmen Sie den Überschuß einfach mit einem weichen Papiertuch ab.
- Geben Sie das Öl zunächst in Ihre (warmen) Hände, verreiben Sie es ein wenig, und verstreichen Sie es dann gleichmäßig auf der Haut Ihres Partners.

Duftende Körperöle

Sie können ein fertiges Massageöl (aus Apotheke oder Reformhaus) benutzen oder ganz einfach fette Pflanzenöle wie Mandel-, Jojoba- oder Aloe-vera-Öl.

- Wenn Sie dem Pflanzenöl noch duftende ätherische Öle (ebenfalls aus Apotheke, Reformhaus oder Naturkostladen) beimischen, ist dies eine Wohltat für Haut und Sinne. Die pflegenden, heilenden und duftenden Inhaltsstoffe der Öle wirken über Haut und Geruchssinn und unterstützen so die Massage (Buchtips Seite 92).
- Tips für wohlriechende und heilsame Massageöle finden Sie bei den Massagen.
- Wichtig ist, auf gute Qualität der Öle zu achten. Kaufen Sie deshalb nur 100 % reine ätherische Öle und fette Pflanzenöle aus erster Kaltpressung, beide möglichst aus kontrolliert-biologischem Anbau.

▶ Wenn Sie selbst mischen wollen:
In 50 ml Pflanzenöl geben Sie insgesamt 10 bis 20 Tropfen ätherisches Öl (von intensiven Ölen wie Rose oder Zeder genügen 1 bis 2 Tropfen!) und schütteln die Flasche vor jeder Anwendung. Der Duft wird erst nach einiger Reifezeit (mindestens 1 bis 2 Wochen) »rund«.
Die Mischung hält sich in jedem Fall so lange, wie das Haltbarkeitsdatum auf der Pflanzenölflasche angibt. Ist das Öl »überfällig«, riecht es ranzig.

Grundkurs Massage

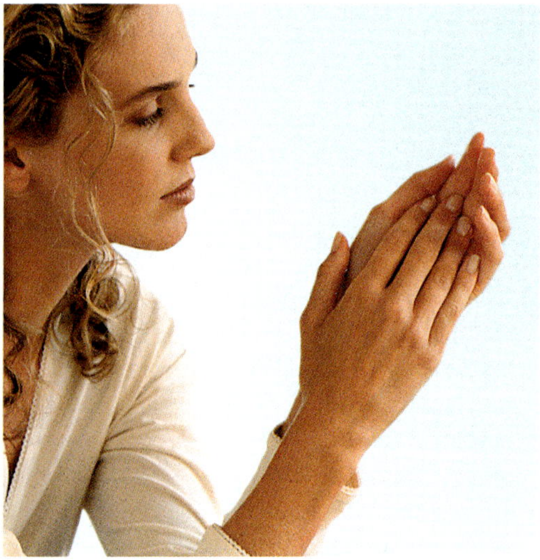

Widmen Sie sich vor der Massage auch sorgsam der Vorbereitung Ihrer Hände.

Auch die Sinne brauchen Erholung

Machen Sie aus Ihrem Massageraum einen Ort der Ruhe und Geborgenheit, denn alles, was den Sinnen schmeichelt, verstärkt den Einfluß auf das allgemeine Wohlbefinden: Je angenehmer die Atmosphäre, desto einfacher gelingt es, abzuschalten und loszulassen. Sorgen Sie also möglichst dafür, daß

- der Raum, in dem Sie massieren, gut temperiert ist,
- Sie beim Massieren nicht gestört werden (Türglocke abstellen, Anrufbeantworter einschalten und dergleichen) und
- leise Entspannungsmusik, Kerzenlicht oder wohlriechende Düfte die Sinne beruhigen.

Eine Oase der Ruhe schaffen

Rezeptur für die Duftlampe

▶ Mischung für die Aromalampe mit ausgleichender, harmonisierender Wirkung:
3 Tropfen Geranienöl
1 Tropfen Rosenöl
1 Tropfen Zedernöl
Geben Sie erst Wasser in die Schale der Aromalampe, dann die ätherischen Öle dazu.

Vor dem Gebrauch Ihrer Hände

Notwendige Vorbereitung

Bevor Sie eine Massage geben, sollten Sie immer erst einen prüfenden Blick auf Ihre Hände werfen: Haben Sie zum Beispiel lange Fingernägel, eiskalte Hände, oder tragen Sie Ringe, Uhren oder Armbänder? All dies würde nicht nur den wohltuenden, entspannenden Effekt einer Massage erheblich beeinträchtigen, sondern möglicherweise auch zu unangenehmen Massageerlebnissen (Verletzungsgefahr durch allzu lange Fingernägel und Schmuckstücke!) führen.

Erste Hilfe bei kalten Händen

▶ So werden die Hände warm: Nehmen Sie ein warmes Handbad (etwa 2 Minuten in 35 bis 38 °C warmem Wasser), und trocknen Sie die Hände danach kräftig rubbelnd ab. Reiben Sie die Handflächen nochmals so lange aneinander, bis die Hände angenehme Wärme ausstrahlen.

Verspannungen erkennen

In der Regel kennt jeder seine Problemzonen, an denen immer wieder Muskelverspannungen auftreten; häufig ist beispielsweise die Muskulatur an Rücken und Nacken verspannt, versteift oder verkrampft. Während der Massage können Sie Verspannungen aber auch anhand einiger typischer Merkmale leicht aufspüren.

Wie fühlen sich die Muskeln an?

Weich und elastisch oder hart und fest?

Sie werden feststellen, daß sich ein entspannter Muskel relativ weich und elastisch anfühlt. Sie können ihn leicht abheben, mit den Fingerspitzen reiben oder kräftig durchkneten.
Fühlen Sie jedoch verhärtete Knötchen im Muskelgewebe oder einen harten, festen Strang, liegt eine lokal begrenzte oder eine allgemeine Verkrampfung ganzer Muskelpartien vor.

Treten Schmerzen auf?

Ein verkrampfter, verhärteter Muskel schmerzt beim Massieren. Ein stechender oder dumpfer Schmerz zeigt, daß die Muskeln im behandelten Bereich sehr verspannt sind.

Nie auf den Knochen massieren!

Wichtig: Unangenehm wird es, wenn Sie auf Knochen massieren. Achten Sie deshalb darauf, niemals auf knöcherne Bereiche wie die Wirbelsäule zu geraten!

Wie reagiert die Haut?

Leichte oder starke Rötung?

Auch die Haut gibt Ihnen während des Massierens wichtige Hinweise. Je nach Stärke der Verspannung reagiert sie mit sichtbaren Signalen: Beim Massieren eines weichen, entspannten Muskels reagiert die Haut mit einer leichten Rötung. Streichen, reiben und kneten Sie jedoch einen verspannten Muskel, wird die Haut nach einer Weile feuer- bis dunkelrot.

Verspannungen behandeln

Schmerzhafte Muskeln können behutsam gelockert werden, indem Sie zunächst mit den sanften Grifftechniken wie Streichen und Schwingungen beginnen. Anschließend gehen Sie langsam zu den intensiveren Grifftechniken wie Kneten und Reiben über. Passen Sie den Druck dem Schmerzempfinden Ihres Partners an, denn je einfühlsamer Sie dabei vorgehen, desto eher wird er sich entspannen. Danach lassen Sie wieder die Beruhigungsgriffe folgen. Diese Vorgehensweise können Sie 3mal wiederholen. Bitten Sie den Partner, währenddessen tief durchzuatmen und nicht die Luft anzuhalten.

Grundkurs Massage

Die richtige Lage zum Wohlfühlen

Bequem und entspannt zu sitzen oder liegen, ist äußerst wichtig für das Wohlbefinden während der Massage.

Entspannt liegen

Eine allzu harte oder weiche, aber auch eine rauhe Unterlage verursacht beim Massierten Unbehagen.

Die richtige Unterlage

Als Massageunterlage sind eine nicht zu weiche Matratze, ein entsprechend großer Tisch mit Auflage, ein Bett oder eine Couch geeignet. Wichtig: Die Unterlage sollte von allen Seiten zugänglich sein.

Wenn Sie beabsichtigen, Massagen regelmäßig zu Hause durchzuführen, können Sie sich auch einen richtigen Massagetisch anschaffen.

Entspannt sitzen

Setzen Sie sich in lockerer Kleidung aufrecht, aber entspannt auf einen Stuhl, die Füße flach auf dem Boden.

Bei Selbstmassagen des Kopfes ist es angenehm, die Ellenbogen auf einem Tisch abstützen zu können.

Genaueres finden Sie bei den jeweiligen Massagen.

So wird's richtig bequem

Mit Kissen, Laken und Decken

Kleinere und größere Kissen oder Nackenrollen (aus zusammengerollten Frotteehandtüchern) machen das Sitzen oder Liegen bequem und helfen, Druckstellen zu vermeiden. Warme Bettlaken (Biberqualität) und Wolldecken helfen, den Körper während des Massierens warm zu halten.

Wärme ist wichtig

Wichtig: Wärme fördert den Entspannungsprozeß beim Massieren. Gerade die Füße kühlen während der Massage meist sehr schnell aus. Hier helfen warme Socken oder eine Wärmflasche.

Die Haltung beim Massieren

So entspannt wie möglich

Wenn Sie einen Partner massieren, sollten auch Sie selbst während der Behandlung bequeme Kleidung tragen und eine entspannte Haltung einnehmen. Legen Sie sich ein Kissen unter die Knie, wenn Sie kniend massieren. Achten Sie unbedingt darauf, daß Sie kein Hohlkreuz machen, sondern möglichst mit geradem Rücken arbeiten. Das Massieren ist weniger anstrengend, wenn Sie Ihr Körpergewicht durch leichtes Vorbeugen einsetzen, um Druck auszuüben.

Vorbereitung auf die Massage

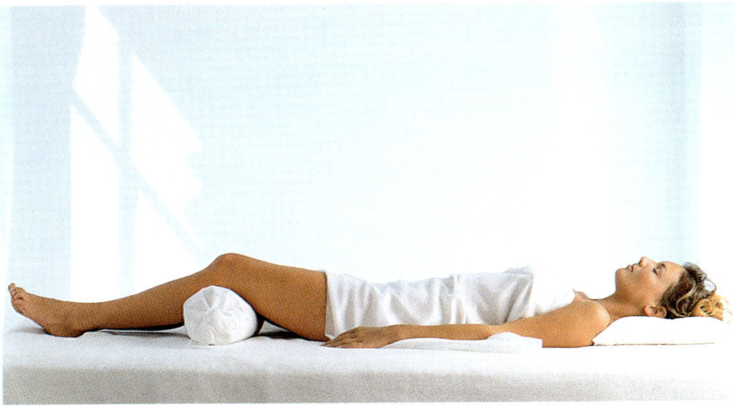

In der Rückenlage stützen kleine Kissen Kniekehlen und Nacken.

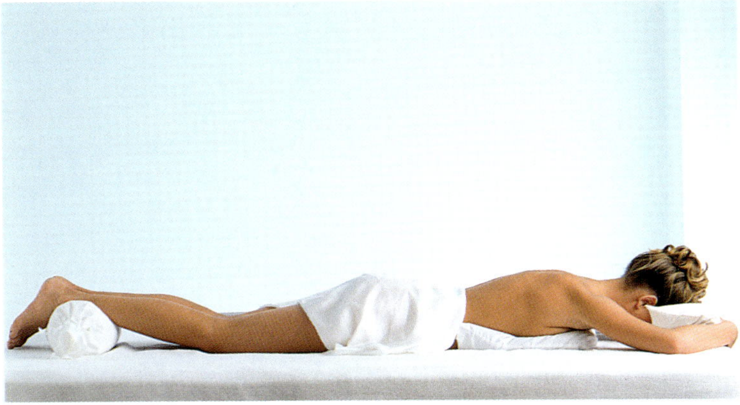

Die Bauchlage machen Kissen unter Stirn, Bauch und Füßen bequem.

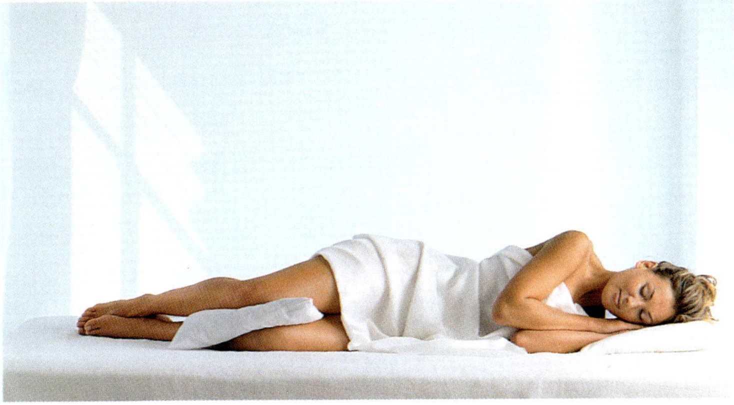

In der Seitenlage sind Kissen unterm Kopf und zwischen den Beinen hilfreich.

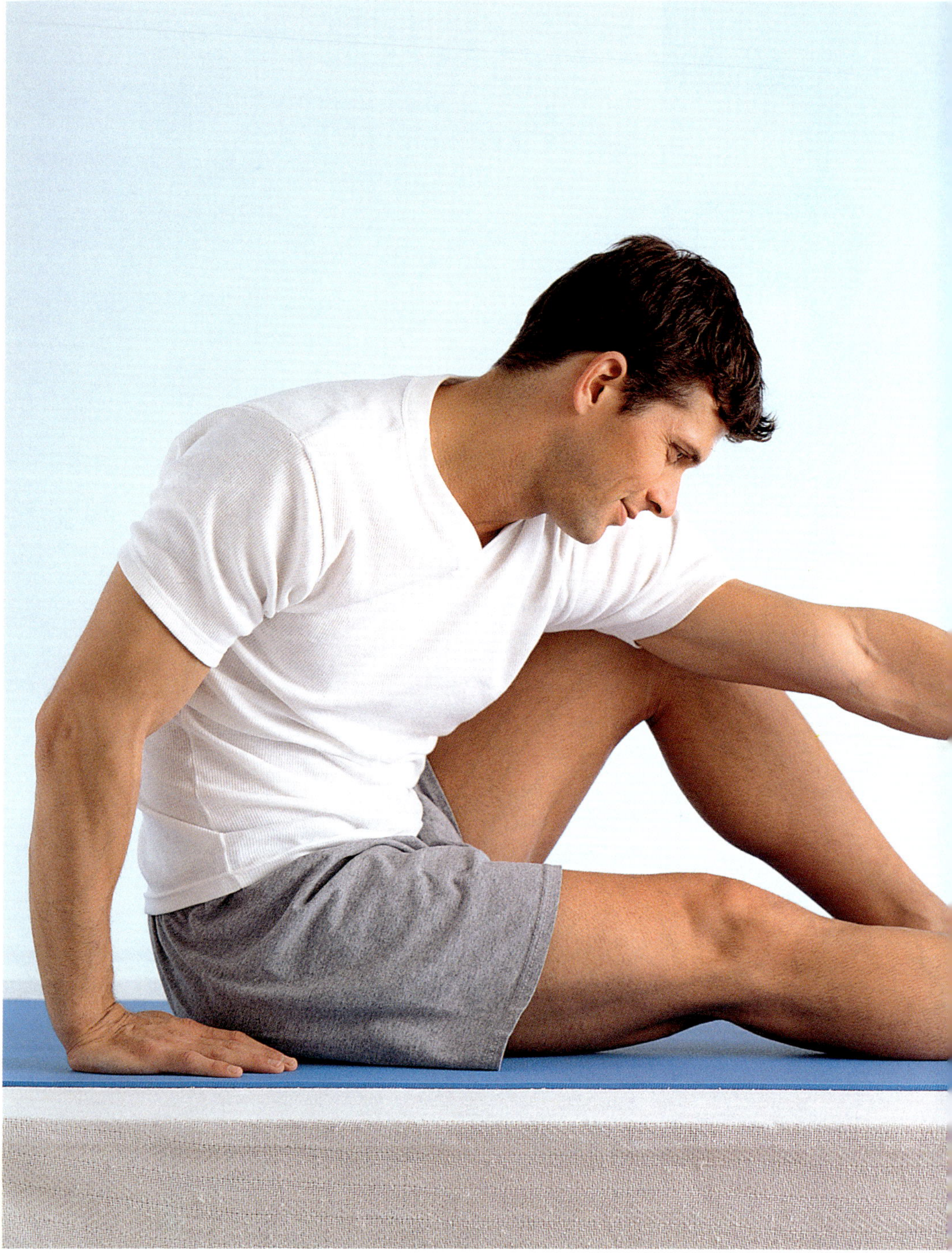

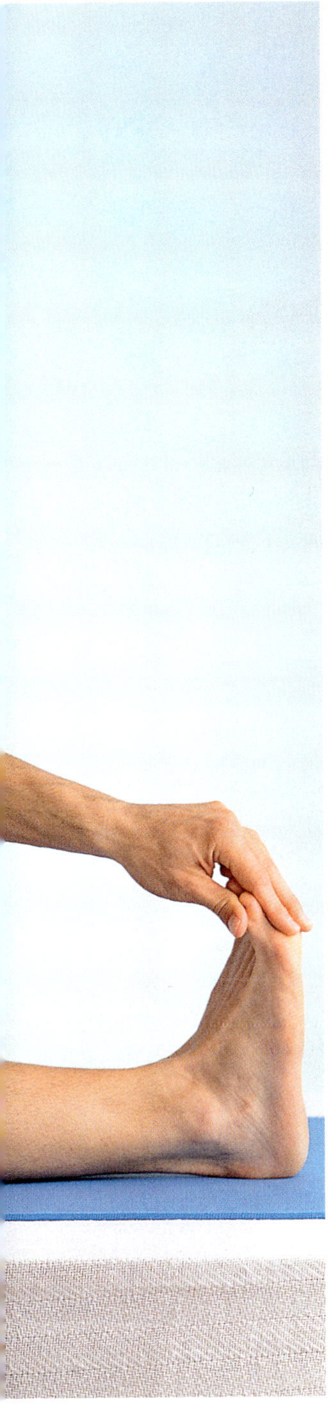

Fit und schön durch Massage

»Eine gütige Berührung kann Schwung, Lebensfreude und Bewußtheit übertragen.«
(Yehudi Menuhin, amerikanischer Geiger und Dirigent)

Massage ist eine einzige Wohltat: Sie hilft dem Körper, sich zu erholen und zu regenerieren; sie streichelt die Seele und vermittelt Gefühle der Geborgenheit und Fürsorge. Nebenher beugen Sie »mit leichter Hand« Beschwerden und Krankheiten vor.
Ob Sie sich selbst, Ihren Partner oder Ihr Kind verwöhnen wollen – legen Sie öfter mal eine entspannende Schönheitsbehandlung ein, schenken Sie sich selbst und anderen regelmäßig eine anregende »Fitneßkur« oder liebevolle Streicheleinheiten. Und fangen Sie am besten gleich damit an.

Körper und Seele streicheln

Warme Hände streichen über die Haut und kneten und reiben die Muskeln: Obwohl wir nur unsere Körperhülle berühren, berühren wir gleichzeitig auch unsere Seele. Massagen wirken ganzheitlich, umfassend und tief.

Umwandlung, Ausgleich, Energiezufuhr

Alles, was Sie an körperlichen und seelischen Zuständen spüren und zu Beginn einer Massage »mitbringen«, wird umgewandelt, ausgeglichen und, wenn nötig, ausgeleitet. Körper und Seele können sich so erholen, erfrischen und neue Energie tanken.

Wenn Sie sich beispielsweise vor der Massage erschöpft, angespannt und traurig fühlen, werden Sie nach der Massage spüren, daß sich Ihr Befinden grundlegend verändert hat: Der Körper ist von Wärme durchströmt, elastisch und geschmeidig; der Seelenschmerz hat sich verflüchtigt, und Sie fühlen sich leicht, beschwingt und gelassen.

Wichtig: Bevor Sie anfangen, beachten Sie bitte die Hinweise auf Seite 29 und 66.

Anti-Streß-Massagen

Erholsam wie ein Kurzurlaub

Eine sanfte Massage mit wohlriechenden Duftölen in angenehmer Atmosphäre hat den Erholungwert eines Kurzurlaubs: Das Nervensystem kann von ständiger Aktivität auf wohlige Entspannung umschalten, das vertiefte Durchatmen erleichtert das Loslassen von Gedanken und inneren Spannungen. Körper und Seele können sich so von den Strapazen des Alltags erholen.

Entspannende Körperöle

Sie wirken beruhigend, entkrampfend und ausgleichend – wählen Sie »Ihren« Duft.

In 50 ml Jojoba- oder süßes Mandelöl:
2 Tropfen Rosenöl · 6 Tropfen Lavendelöl
oder
6 Tropfen Bergamottöl · 2 Tropfen Ylang-Ylang-Öl · 2 Tropfen Benzoe-Siam-Öl
oder
7 Tropfen Orangen- oder Grapefruitöl · 1 Tropfen Muskatellersalbeiöl · 2 Tropfen Sandelholzöl

So wirken die Massagen

Entspannend bei Streß, Kummer und Angst

- Am Abend vor dem Zubettgehen fördert die Selbst- oder Partnermassage das Ein- und Durchschlafen.
- Tagsüber im Büro oder zu Hause vermindert die Selbstmassage Streß und dessen Folgeerscheinungen wie Nervosität, Konzentrationsschwäche und Erschöpfung.
- Kummer und Angstzustände lassen sich besänftigen.

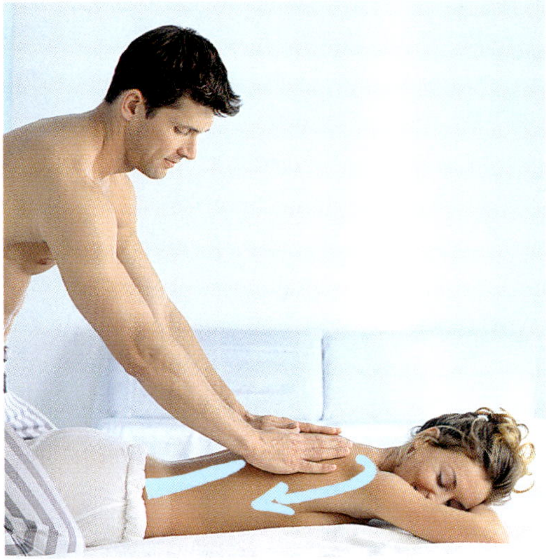

Die Partnermassage

Sich den Streß von einem Partner wegmassieren zu lassen, gehört zu den angenehmsten Erlebnissen nach einem arbeitsreichen Tag. Insbesondere die Massage des Rückens verhilft zur tiefen Entspannung des gesamten Körpers, da von der Wirbelsäule zahlreiche Nervenbahnen und -stränge ausgehen, die sich bis in die verschiedensten Körperpartien verästeln.

Auch für Kinder!

Da selbst Kinder schon unter Streß stehen können, sind die folgenden Übungen auch für die Massage des kleinen Kinderrückens geeignet.

▶ Vorbereitung siehe Seite 29. Stellen Sie das erwärmte Massageöl bereit. Ihr Partner legt sich auf den Bauch, und Sie decken seine Beine und Füße warm zu. Stellen oder knien Sie sich seitlich neben ihn (legen Sie für Ihre Knie ein Polster unter). Sie können sich auch rittlings über Ihren Partner knien.

Balsam für die Seele: eine sanfte Rückenmassage. Großflächiges Ausstreichen ist immer ein wohltuender Auftakt.

1 Verreiben Sie etwas Massageöl (etwa 1 Eßlöffel) zwischen Ihren warmen Händen.

- Legen Sie sie behutsam nebeneinander auf den unteren Rückenbereich am Gesäßrand. Durch leichtes Vorbeugen Ihres Oberkörpers üben Sie etwas Druck auf die Hände aus.
- Nun streichen Sie langsam auf den Muskelsträngen links und rechts entlang der Wirbelsäule nach oben zum Nackenrand, dann seitlich über die

Körper und Seele streicheln

Schultern zur seitlichen Rükkenpartie hin.

Den Rücken ausstreichen

- Ab dort lassen Sie Ihre Hände leicht und ohne Druck seitlich am Körper zu den Hüften gleiten und von dort in einem Halbkreis wieder nach innen zur Wirbelsäule zurück.
- Wiederholen Sie das Aufwärtsstreichen und sanfte Abwärtsgleiten so oft, bis das Öl gleichmäßig verteilt ist, mindestens jedoch 6mal.

2 Nun legen Sie nur Ihre Handballen auf den unteren Rückenbereich.

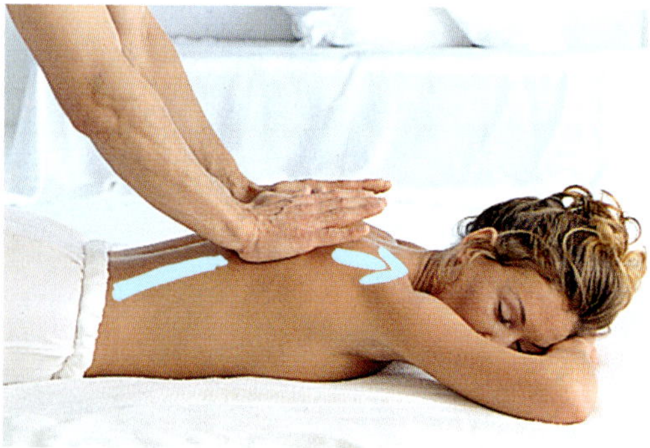

Mit den Handballen tiefenwirksam streichen

- Üben Sie durch Vorbeugen Ihres Oberkörpers etwas stärkeren Druck aus, und streichen Sie mit beiden Handballen gleichmäßig und langsam nach oben bis zum Nacken – nicht auf der Wirbelsäule, sondern nur auf den Muskeln daneben!
- Am Nacken lassen Sie mit dem Druck nach, legen die Handflächen auf und gleiten seitlich zurück nach unten.
- Wiederholen Sie das tiefenwirksame Streichen 6mal. Bitten Sie Ihren Partner, bei jeder Aufwärtsstreichung einzuatmen und beim Zurückgleiten auszuatmen.

3 Legen Sie Ihre Handflächen etwa zehn Zentimeter auseinander auf die untere Rückenpartie.

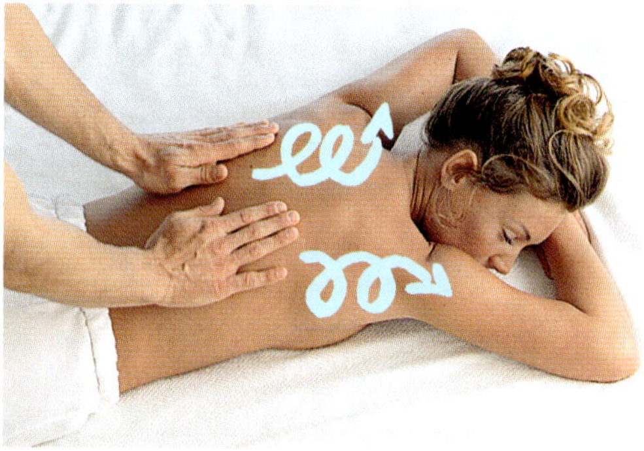

Ausstreichen in weiten Kreisen

- Mit etwas Druck streichen Sie mit beiden Händen gleichzeitig weite Kreise auf die Haut – langsam nach oben in fließenden, rhythmischen Bewegungen, die den Körperkonturen folgen und auch die Seiten miteinbeziehen.
- Am Nacken angekommen, lassen Sie Ihre Hände wieder zurück nach unten gleiten.
- Wiederholen Sie das kreisende Ausstreichen insgesamt 3mal.

4 Nun folgt eine streichende Grifftechnik, die für die Seiten des Rückens ideal ist:

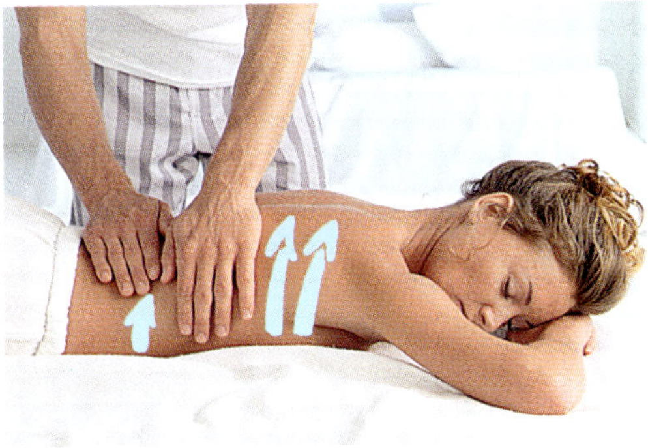

Die Seiten ausstreichen

- Legen Sie die Hände auf die gegenüberliegende Hüfte des Partners. Ziehen Sie die flachen Hände abwechselnd rhythmisch von außen zur Wirbelsäule hin, und arbeiten Sie sich langsam bis zur Schulter vor.
- Das Ziehen auf den Schultern wird als besonders angenehm empfunden.
- Nach der Schultermassage lassen Sie Ihre Hände wieder leicht zurück nach unten gleiten.
- Führen Sie die ziehenden Streichungen insgesamt 3mal durch.
- Danach wechseln Sie Ihre Position, um die andere Körperseite behandeln zu können.

Wichtig: Beim Wechseln der Position möglichst immer eine Hand am Körper des Partners lassen (Seite 28)!

5 Als Abschluß führen Sie nun einen sogenannten Beruhigungs- und Verbindungsgriff aus. Dieser fördert das Zur-Ruhe-Kommen und steigert das Wahrnehmen der inneren Verbindung von oben und unten.

Beruhigen und verbinden

- Legen Sie eine Hand auf den unteren Teil der Wirbelsäule am Kreuzbein, und mit der anderen Hand umfassen Sie sanft den Nacken Ihres Partners.

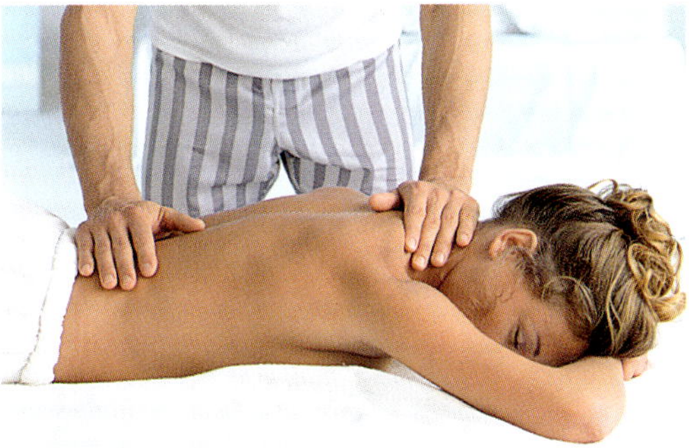

Versuchen Sie, sich dabei innerlich zu sammeln. Atmen Sie ein paarmal hörbar aus und ein, und bitten Sie den Partner, das gleiche zu tun.

Nachruhe ist wichtig

- Nach etwa einer Minute nehmen Sie Ihre Hände langsam weg, bedecken den Rücken des Partners mit einer warmen Decke und lassen ihn noch mindestens zehn Minuten lang ausruhen.

Körper und Seele streicheln

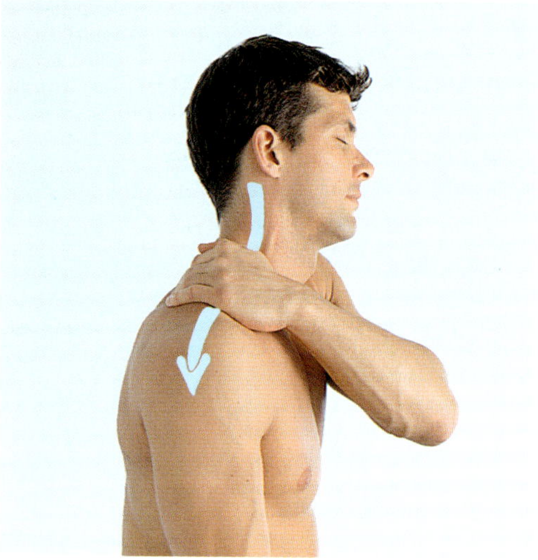

Der erste Schritt: Hals und Schultern ausstreichen

Die Selbstmassage

Leider ist nicht immer ein Partner zur Stelle, der den Streß wegmassiert. Aber Sie können ebenso gut selbst »Hand anlegen« und für Ihre Entspannung sorgen. Eine Schulter- und Nackenmassage hilft zuverlässig, die durch Streß verspannten Muskeln wieder geschmeidig und locker zu machen.

▶ Sie können diese Selbstmassage bei fast jeder Gelegenheit, im Büro, im Bus oder zu Hause durchführen, da sie keiner besonderen Vorbereitung bedarf und Sie sich dazu nicht unbedingt entkleiden müssen. Setzen Sie sich also bequem hin, und fangen Sie einfach an.

Hals und Schulter zur Seite ausstreichen, die Armkugel drücken

1 Streichen Sie mit Ihrer rechten Hand langsam vom Haaransatz hinter dem linken Ohr seitlich am Hals entlang abwärts bis zur Armkugel.

- Drücken Sie die Armkugel einmal kräftig, und lassen Sie dann Ihre Hand zurückgleiten.
- Wiederholen Sie die Streichung insgesamt 3mal, bevor Sie die rechte Seite mit der linken Hand massieren.

Den Nacken im Atemrhythmus ausstreichen

2 Legen Sie beide Hände um den Hals, so daß sich Ihre Fingerspitzen hinten an der Nackenwirbelsäule treffen. Schließen Sie die Augen, und

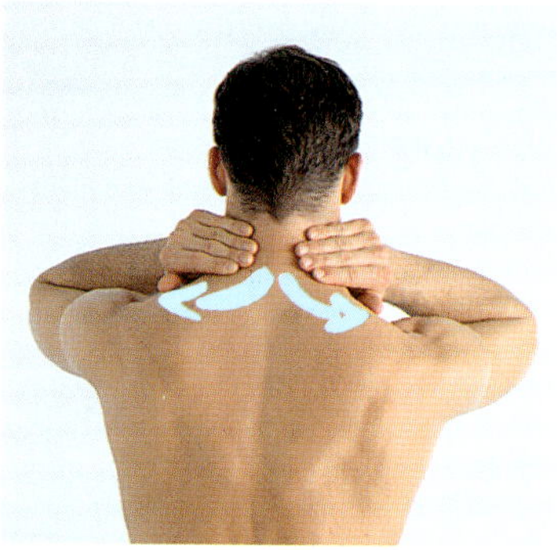

ziehen Sie Ihre Hände mit etwas Druck langsam nach vorne zu den Schlüsselbeinen hin. Beim Ziehen nach vorne atmen Sie aus, beim Zurückgleiten der Hände atmen Sie ein.

- Wiederholen Sie diesen äußerst entspannenden Griff insgesamt 5mal.

3 Jetzt legen Sie Ihre Hände so auf die Schultern, daß die Fingerspitzen nach hinten zu den Schulterblättern zeigen. Ihre Augen sind geschlossen.

Von den Schultern aus nach vorne ziehen

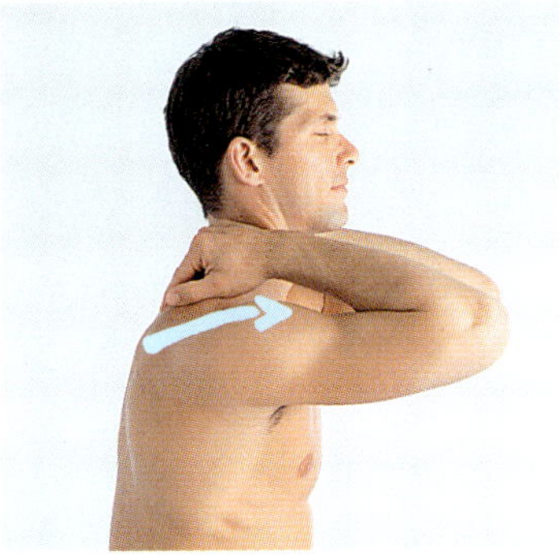

- Geben Sie Druck auf die Fingerspitzen, und ziehen Sie sie ganz langsam nach vorne zu den Schlüsselbeinen.
- Dort angekommen, lassen Sie die Fingerspitzen leicht nach hinten zurückgleiten.
- Wiederholen Sie diese Streichung insgesamt 3mal.

Akupressur: Erste Hilfe gegen Streß

Die Akupressur der folgenden Punkte führt schnell zu Entspannung und Beruhigung:

1 Mit dem Daumen der rechten Hand pressen Sie den Punkt auf dem linken Handrücken mit leichtem Druck etwa 10 Sekunden lang.

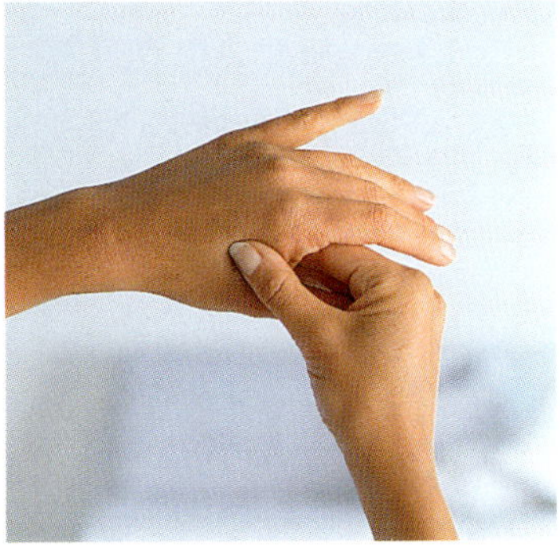

Den Punkt »Talsenke« rhythmisch pressen

Lassen Sie für etwa 2 Sekunden den Druck etwas nach, drücken Sie dann wieder fester zu.

- Anschließend drücken Sie den Punkt auf dem rechten Handrücken mit dem linken Daumen.

Dauer: jeweils eine Minute.

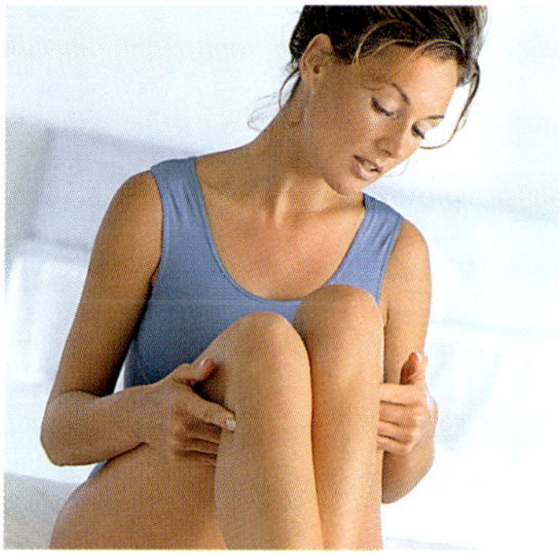

Den »Göttlichen Gleichmut« anhaltend drücken

2 Mit beiden Zeigefingern üben Sie gleichzeitig leichten Druck auf die beiden Punkte aus, die sich seitlich etwa eine Hand breit unterhalb der Knie befinden.
Dauer: bis zu fünf Minuten.

Energiemassagen

Hilft bei Müdigkeit, Erschöpfung und Konzentrationsproblemen

Massage kann auch ein gesundes Anregungsmittel sein, das wie eine kühle Dusche wirkt:

- Spritzig duftende Massageöle und schnelle, kräftige Griffe heben das Energieniveau von Körper und Seele, so daß Müdigkeit und Erschöpfung schnell verschwinden.
- Auch auf geistiger Ebene wirkt sich die Massage belebend aus: Sie können wieder klar denken und sich konzentrieren, zum Beispiel vor Prüfungen oder wichtigen Terminen. Auch Kindern verhilft sie zu mehr Konzentration, zum Beispiel bei den Hausaufgaben.
- Darüber hinaus fördert sie die Regeneration nach einer langen Krankheit.

Nicht vor dem Schlafengehen!

Wichtig: Wegen ihrer anregenden Wirkung sollten Sie diese Massagen nicht abends vor dem Schlafen durchführen, sondern nur, wenn Sie noch etwas vorhaben und fit sein möchten.

Belebende Massageöle

Energie für die Lebensgeister: erfrischend, anregend, konzentrationsfördernd.

In 50 ml Jojoba- oder süßes Mandelöl:
6 Tropfen Limetten-, Zitronen- oder Lemongrassöl · 3 Tropfen Rosmarinöl · 3 Tropfen Zypressenöl
oder
2 Tropfen Pfefferminzöl · 8 Tropfen Grapefruitöl · 2 Tropfen Ysopöl
oder
6 Tropfen Petit-grain-Öl · 4 Tropfen Weißtannenöl · 2 Tropfen Wacholderöl

Zehn-Minuten-Partnermassage

Damit Sie die Lebensgeister Ihres Partners wecken können, sollten Sie selbst ausgeruht und energiegeladen sein. Die Handgriffe erfordern etwas Geschick und Konzentration.

Unkompliziert und jederzeit durchführbar

Die schnelle, belebende Massage paßt in jeden noch so vollen Terminkalender. Da ein Auskleiden nicht unbedingt erforderlich ist, kann sie auch im Büro oder in Veranstaltungspausen durchgeführt werden.
Wenn Sie zu Hause massieren und ein Massageöl benutzen, sollte sich der Partner allerdings entkleiden. Vorbereitung siehe Seite 29.

▶ Der Partner sitzt aufrecht mit dem Gesicht zur Stuhllehne und stützt auf einem kleinen Kissen die Unterarme ab. Sie selbst können sich einen Stuhl oder Hocker bereitstellen.

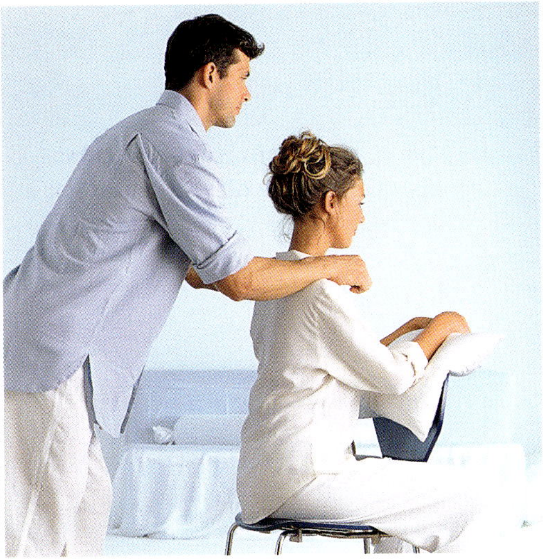

Erst einen leichten Druck auf die Schultern ausüben, …

1 Stellen Sie sich hinter Ihren Partner, und stützen Sie Ihre Unterarme auf die Muskeln seines Schulterbereichs.

- Lehnen Sie sich leicht nach vorne, so daß Ihr Körpergewicht die Schultern leicht nach unten drückt. Ihr Partner sollte dabei ausatmen.
- Dann verringern Sie den Druck, und Ihr Partner atmet ein. Während Ihr Partner ausatmet, stützen Sie sich abermals auf den Schultern ab.
- Wiederholen Sie dies insgesamt 3mal.

… dann darauf hin- und herreiben

2 Streichen Sie dann mit beiden Unterarmen gleichzeitig auf den Schultermuskeln vor und zurück, mit leichtem Druck. Führen Sie schnelle, rhythmische Bewegungen aus, die Sie mindestens 10mal wiederholen.

3 Hocken oder setzen Sie sich nun hin, und beginnen Sie am unteren Rücken, mit den Handflächen in kleinen, schnellen Bewegungen beidseitig der Wirbelsäule aufwärts zu streichen: Sie lassen dazu Ihre Hände eine Sekunde ruhen, ziehen sie leicht zurück und schieben sie dann schnell etwas nach oben.

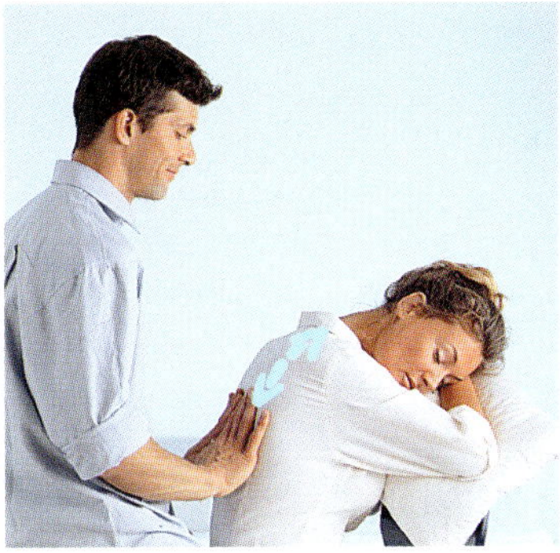

Beidseitig der Wirbelsäule rhythmisch aufwärts streichen

- Wenn Sie bei den Schultern angekommen sind, drücken Sie diese leicht nach unten.
- Dann streichen Sie in einer fließenden Bewegung über die Schultern nach außen, wölben die Hände über den Oberarmen und lassen sie leicht an den Seiten abwärts in die Ausgangsposition zurückgleiten.
- Wiederholen Sie das Ganze insgesamt 6mal.

Körper und Seele streicheln

Die Schultermuskeln kneten

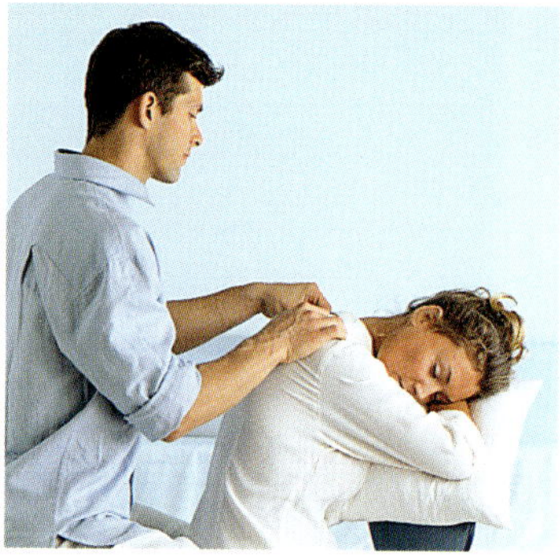

4 Kneten Sie nun mit beiden Händen gleichzeitig die Schultermuskeln links und rechts des Nackens.

- Pressen, drücken und walken Sie das Muskelfleisch gründlich mit kräftigem Druck (Seite 31). Bearbeiten Sie auf diese Weise die Schultermuskeln und die Oberarme.
- Danach gleiten Ihre Hände wieder zurück auf die Schultern, von wo aus Sie wieder mit den Knetungen beginnen.
- Wiederholen Sie die Knetmassage insgesamt 3mal.

5 Legen Sie Ihre Daumenballen unten am Rücken links und rechts neben die Wirbelsäule. Dazu hocken oder setzen Sie sich am besten erst einmal wieder hin und stehen dann auf, wenn Sie den oberen Rücken erreichen.

- Durch leichtes Vorlehnen Ihres Oberkörpers bringen Sie Druck auf die Daumen und halten ihn für einige Sekunden.
- Dann setzen Sie die Daumen etwa einen Zentimeter höher an und arbeiten sich auf diese Weise langsam nach oben bis zu den Schultern vor.

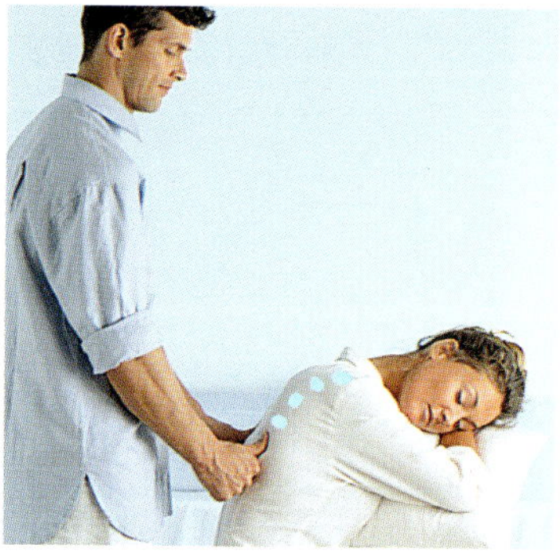

Mit den Daumen beidseitig der Wirbelsäule Druck ausüben

- Danach drücken Sie die Schultermuskeln ebenfalls zentimeterweise.
- Anschließend lassen Sie Ihre Handflächen nach unten gleiten und beginnen abermals mit dem Drücken der Muskeln entlang der Wirbelsäule.
- Wiederholen Sie den gesamten Ablauf 3mal.

6 Beenden Sie die Energiemassage mit den im Schritt 3 beschriebenen rhythmischen Streichungen des Rückens.

Schnelle Selbstmassage

Mit Akupressur die Lebensenergie anregen

Ein Anregungspunkt auf dem kleinen Finger bringt den Kreislauf in Schwung und macht Sie wieder munter.

- Dieser Punkt wird – ausnahmsweise – mit dem (kurzen!) Daumennagel gedrückt. Dauer: pro Finger 30 Sekunden gedrückt halten.

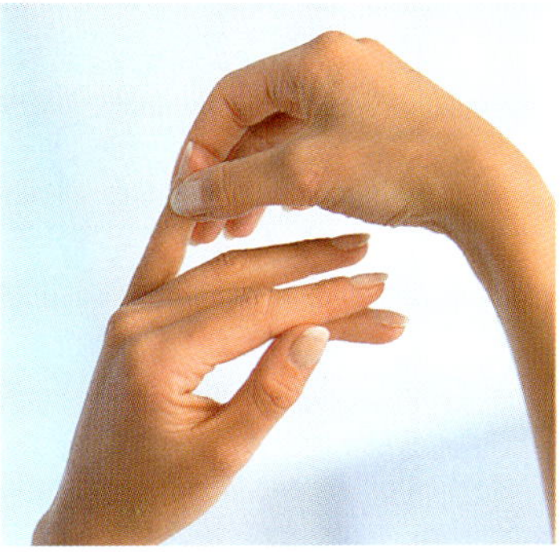

Den Punkt »Überschlagende Welle« drücken

Beschwingt in den Feierabend, entspannt in den Schlaf ...

Miniprogramme zur Anregung oder Entspannung am Abend

Wenn Sie abends müde heimkommen und noch etwas vorhaben, helfen Ihnen die folgenden Tips, Ihre Lebensgeister wieder in Schwung zu bringen:

- Sehr hilfreich ist die auf Seite 42 beschriebene Energiemassage oder die Akupressur!
- Stellen Sie sich anschließend ans offene Fenster, und atmen Sie langsam 5mal durch die Nase ein und durch den Mund aus.
- Nehmen Sie zusätzlich – wenn Sie die Zeit dazu haben – eine fünfminütige warm-kalte Wechseldusche.

Dann sind Sie ganz sicher wieder fit!

Wenn tagsüber sehr viel los war und Sie schlecht abschalten und einschlafen können, sollten Sie folgendes tun:

- Setzen Sie sich ein paar Minuten entspannt hin, und lassen Sie den Tag Revue passieren.
- Gönnen Sie sich die auf Seite 36 beschriebene Anti-Streß-Massage.
- Anschließend nehmen Sie ein 37 bis 38 °C warmes Vollbad, dem Sie 5 Tropfen Baldrianöl zugeben (Badedauer maximal 20 Minuten).
- Hören Sie während des Bads leise Entspannungsmusik, und lassen Sie den Tag so ruhig ausklingen.

Schön von Kopf bis Fuß

Streß und Hektik hinterlassen ihre Spuren: Man sieht müde und abgespannt aus, und die ersten Spannungsfalten entstehen im Gesicht.
Sich täglich mit Massage zu verwöhnen, ist Kosmetik für Körper und Seele, denn mit gezielten Handgriffen und hautpflegenden Massageölen können Sie sehr viel für Ihr inneres und äußeres Wohlbefinden tun.

Massage als Hautkosmetik

Wirksam bei Hautproblemen

Fast niemand hat eine ideale Haut. Ob sie fahl und blaß aussieht, vielleicht regelrecht ausgetrocknet ist, sich schuppt oder zu Unreinheiten neigt – die Reizwirkung der Massage und der pflegende, nährende Effekt der Hautöle helfen.
Indem die Durchblutung der Haut regelmäßig angeregt wird, kann sich ihr Zustand allmählich verbessern.

- Nach einer Ganzkörpermassage am Morgen sind Sie fit für den Tag, Ihre Haut fühlt sich samtig weich an, ist gut durchblutet und hat alle Nährstoffe erhalten, die sie braucht.
- Eine Gesichtsmassage glättet Sorgenfalten und gibt Ihnen ein entspanntes Aussehen.
- Wenn Sie unter Orangenhaut (Cellulite) leiden, hilft Ihnen die regelmäßige Bindegewebsmassage, das Hautbild sicht- und spürbar zu verbessern.

Zur täglichen Pflege oder bei Cellulite

Ayurvedische Ölmassage

Die Ganzkörpermassage, die ich im folgenden vorstelle, ist Teil einer Behandlung aus dem indischen Ayurveda (Seite 15 und Buchtip Seite 92).

»Gereiftes« Sesamöl

Vorbereitung des Massageöls

Als altbewährtes Gleit- und Einreibemittel der ayurvedischen Massage benötigen Sie hochwertiges, kaltgepreßtes Sesamöl (in Apotheken erhältlich).
Dieses Öl muß allerdings vorbehandelt werden, damit es lange haltbar bleibt und seine wertvollen Nährstoffe die Haut gut durchdringen können:

So wird's gemacht

▶ Erhitzen Sie 100 ml Sesamöl langsam in einem Topf auf etwa 110 °C. Zur Temperaturkontrolle verwenden Sie entweder ein Thermometer oder geben ein, zwei Tropfen Wasser in das warme Öl: Sobald die Temperatur erreicht ist, zerplatzen die Tropfen mit hörbarem Geräusch. Das Öl ist nun »gereift« und für Massagen gut geeignet. Lassen Sie das Öl abkühlen, und bewahren Sie es in einer gut verschließbaren Glasflasche auf (6 Monate haltbar).

Die Selbstmassage von Kopf bis Fuß

Morgens vor dem Duschen

▶ Führen Sie die Massage morgens noch vor dem Duschen oder Baden durch. Danach waschen Sie sich wie gewohnt mit einer hautfreundlichen Waschlotion und mit einem milden Haarshampoo. Das Ergebnis wird Sie überraschen: Der schützende Ölfilm bewahrt Ihre Haut vor dem Austrocknen, und sie fühlt sich den ganzen Tag samtig weich an. Auch die Haare sehen gesund aus, mit seidigem Glanz.

▶ Wärmen Sie etwa 3 Eßlöffel des vorbereiteten Sesamöls an; setzen Sie sich auf einen Hocker oder auf den Fußboden (Matte und Badetuch unterlegen!).

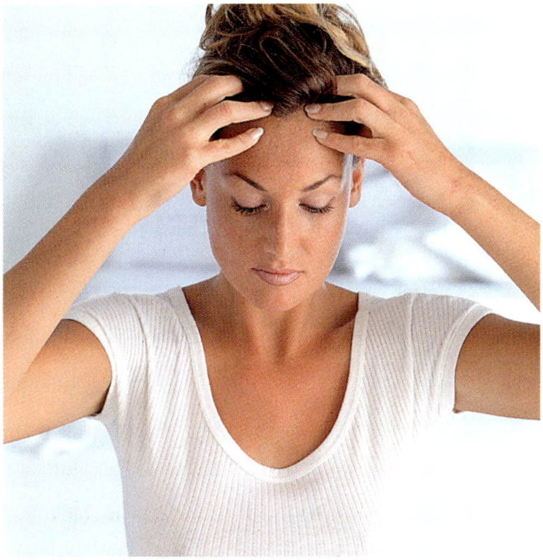

Erst den ganzen Körper einölen, dann mit der Massage der Kopfhaut beginnen

1 Ölen Sie sich von Kopf (den ganzen Kopf!) bis Fuß ein. Während Sie mit der Massage beginnen, kann das Öl nun schon überall gut einziehen.

2 Massieren Sie dann Ihren Kopf mit den Fingerkuppen wie beim Haarewaschen:
- »Shampoonieren« Sie die gesamte Kopfhaut langsam und sorgfältig vom vorderen Haaransatz über die Seitenpartien nach hinten bis zum Nacken.

Die Ohrläppchen reiben

3 Nun folgt die Ohrmassage, die nur etwa 10 Sekunden lang dauert:
- Nehmen Sie beide Ohrläppchen zwischen Daumen und Zeigefinger, und reiben Sie mit den Daumen sanft auf und ab.

Schön von Kopf bis Fuß

Das Gesicht streichend und kreisend massieren

4 Massieren Sie nun sanft Ihr Gesicht:

- Legen Sie Ihre Fingerkuppen auf die Stirnmitte, und ziehen Sie sie mit leichtem Druck nach links und rechts zu den Schläfen; enden Sie dort mit kreisenden Bewegungen (3mal wiederholen).

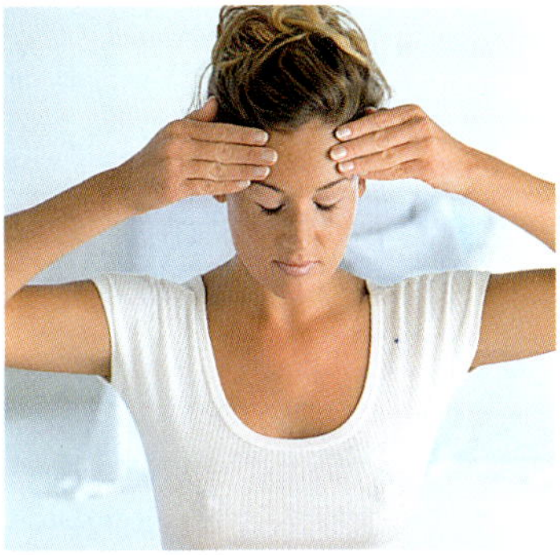

- Lassen Sie Ihre Fingerkuppen über die Wangen bis zum Kinn kreisen. Am Kinn führen Sie Querstriche wie an der Stirn aus (3mal wiederholen).
- Legen Sie beide Zeigefinger links und rechts an die Nase, und streichen Sie dort 6mal sanft auf und ab.

Nacken und Hals reiben

5 Jetzt sind Nacken und Hals an der Reihe:

- Legen Sie die Hände links und rechts auf Ihre Schultern, und reiben Sie mit etwas Druck über den Nacken Richtung Haaransatz auf und ab (6mal wiederholen).
- An der vorderen Halspartie streichen Sie sanft mit beiden Händen abwechselnd vom Schlüsselbein nach oben zum Kinn hin (3mal wiederholen).

Die Arme kreisend und streichend massieren

6 Massieren Sie erst den rechten, dann den linken Arm:

- Reiben Sie am Schultergelenk sanfte, kleine Kreise auf die Haut, dann streichen Sie den Oberarm mit kräftigen Auf- und Abwärtsbewegungen. Am Ellenbogen reiben Sie wieder sanft kreisförmig, dann folgen die Streichungen des Unterarms, zuletzt die Kreismassage auf dem Handgelenk.
- Streichen Sie jeden Finger einzeln vorsichtig von der Wurzel zu den Fingerspitzen aus.
- 3mal pro Arm wiederholen.

Die Brust sanft kreisend ausstreichen

7 Die Brust wird mit kreisenden Streichungen sanft massiert; Frauen massieren um die Brust herum. Auf dem Brustbein führen Sie sanfte Auf- und Abwärtsbewegungen aus. (3mal wiederholen)

Den Bauch kreisend massieren

8 Legen Sie Ihre rechte Hand flach auf den Bauch, die linke Hand ruht seitlich neben dem Körper.
Streichen Sie mit der rechten Hand kleine Kreise im Uhrzeigersinn auf die Haut, und lassen Sie sie allmählich größer

werden, bis Sie den gesamten Bauchraum kreisend massieren.

- Lassen Sie dann die rechte Hand ruhen und führen das Kreisen mit der linken aus.

9 Eine Rücken-Selbstmassage ist nur im unteren Rückenbereich möglich.

Den unteren Rücken und den Po kräftig reiben

- Stellen Sie sich hin, legen Sie Ihre Handflächen auf den unteren Teil des Rückens, und streichen Sie kräftig auf und ab.
- Mit den gleichen Bewegungen massieren Sie Ihren Po.
- Jeweils 3mal wiederholen.

10 Zur Beinmassage können Sie sich wieder setzen.

Die Beine kreisend und streichend massieren

- Massieren Sie so wie bei der Armmassage, allerdings von unten nach oben, zunächst das rechte, dann das linke Bein. An den Fuß- und Kniegelenken führen Sie sanfte, kreisende Streichungen aus, auf dem Muskelgewebe an Unter- und Oberschenkeln streichen Sie mit kräftigem Druck auf und ab.
- Pro Bein 3mal wiederholen.

11 Ihren Füßen sollten Sie besonders viel Aufmerksamkeit schenken, da sich dort wichtige Reflexpunkte (Seite 19) befinden. Massieren Sie erst den rechten, dann den linken Fuß. Der jeweilige Unterschenkel ruht auf dem anderen Knie.

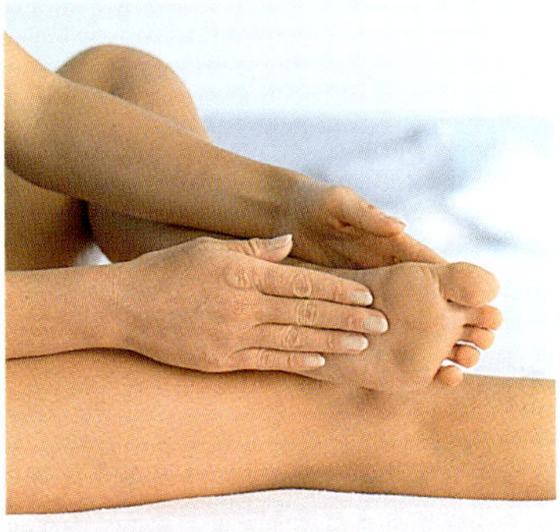

Die Füße ausstreichen

- Legen Sie eine Hand auf den Fußrücken, die andere auf die Fußsohle. Streichen Sie sanft von den Zehenspitzen zu den Knöcheln und wieder zurück. (3mal wiederholen)

Spiralen auf die Fußsohle reiben

- Legen Sie beide Daumen nebeneinander auf die Fußsohle an der Ferse; reiben Sie kräftig kleine Spiralen auf die Haut in Richtung Zehen. Von dort lassen Sie die Daumen mit leichtem Druck wieder zurückgleiten. (3mal wiederholen)

Zehen und Zehenzwischenräume massieren

- Stützen Sie den Fuß mit einer Hand, und massieren Sie jeden Zeh einzeln, mit kleinen Reibungen vom Gelenk zur Spitze.
- Ziehen Sie vorsichtig an jedem Zeh.
- Um die Zehenzwischenräume zu massieren, nehmen Sie die »Schwimmhäute« zwischen Zeigefinger und Daumen, drücken die Haut etwas zusammen und ziehen sie dann mit festem Druck in Richtung Fußspitze.

Für entspanntes Aussehen

Läßt Spannungsfalten und Schwellungen verschwinden

Manche Gesichter sehen nach einer Massage regelrecht verjüngt aus, da die Spannungsfalten auf natürliche Weise geglättet wurden. Schon eine zehnminütige Gesichtsmassage genügt, um Durchblutung und Lymphfluß in Schwung zu bringen: Das verleiht dem Teint eine frische Farbe und hilft gegen geschwollene Augenränder.

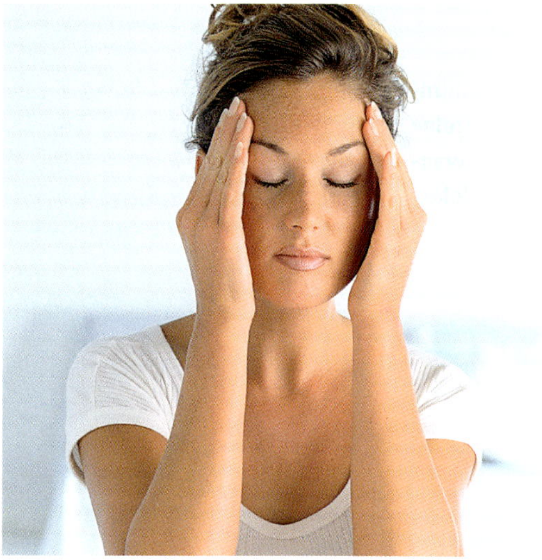

Sanfte Gesichtsselbstmassage

Sie können die Gesichtsmassage während Ihrer täglichen Morgentoilette durchführen oder am Abend, wenn Sie noch etwas vorhaben und entspannt und frisch aussehen möchten. Zwischendurch am Arbeitsplatz hilft sie Ihnen, sich wieder besser konzentrieren zu können.

▶ Vorbereitung siehe Seite 29. Setzen Sie sich bequem hin, und verreiben Sie einen Teelöffel warmes Massageöl (siehe Kasten) zwischen den Händen.

1 Legen Sie Ihre Hände einige Sekunden lang über das Gesicht, die Finger auf der Stirn und die Handballen am Kinn. Schließen Sie Ihre Augen, und atmen Sie ein paar Mal tief aus und ein. Genießen Sie dieses Gefühl von Ruhe und Rückzug.

Das Gesicht eine Weile mit beiden Händen ganz bedecken – und dann alle Spannungen »wegwischen«

2 Führen Sie Ihre Hände gleichzeitig nach links und rechts zu den Ohren – wischen Sie damit alle Spannungen aus Ihrem Gesicht, aus Ihrem Kopf und Geist.
- Insgesamt 3mal wiederholen.

3 Legen Sie Ihre Hände übereinander quer auf die Stirn. Streichen Sie abwechselnd mit beiden Handflächen sanft aufwärts über die Stirn, vom Nasenrücken zum Haaransatz. Schließen Sie die Augen, um es richtig genießen zu können.
- 6mal wiederholen.

Die Stirn nach oben ausstreichen

»Stirnrunzeln« wegstreichen

4 Legen Sie die Fingerkuppen beider Hände zwischen die Augenbrauen. Üben Sie etwas Druck auf Ihre Finger aus, und ziehen Sie kurze, kräftige Striche nach oben zur Stirn hin auf die Haut. Dadurch können Sie den kleinen Hautfurchen entgegenwirken, die sich durch das Runzeln der Brauen bilden.
- 6mal wiederholen.

Die Stirn seitlich ausstreichen und auf den Schläfen kreisen

5 Streichen Sie mit den Fingerkuppen von der Stirnmitte nach außen zu den Schläfen. Reiben Sie dort kleine Kreise auf die Haut, mit so viel Druck, wie es Ihnen angenehm ist.
- Gleiten Sie wieder zur Stirnmitte zurück, um die Finger abermals nach außen zu ziehen.
- Insgesamt 4mal wiederholen.

Die Augenbrauen kneten und ausstreichen

6 Drücken Sie Ihre Augenbrauen zwischen Daumen und Zeigefingern, von der Mitte nach außen.
- Gleiten Sie wieder zurück, und legen Sie Ihre Fingerkuppen an die Nasenwurzel zwischen den Augenbrauen. Ziehen Sie mit etwas Druck den Bogen der Brauen nach, indem Sie sie im Halbkreis nach oben schieben.

Diese Streichung hilft, Spannungen im Bereich der Augen und Stirn abzubauen.
- Insgesamt 4mal wiederholen.

Wangen und Kinn ausstreichen

7 Legen Sie Ihre Fingerspitzen links und rechts neben die Nasenflügel. Üben Sie leichten Druck aus, und führen Sie sie langsam auseinander, streichen über die Wangen zu den Ohren.
- Von den Ohren gleiten Ihre Hände zu den Mundwinkeln. Von dort aus streichen Sie wieder nach außen, dann zurück zur Kinnspitze, und von dort aus über den Unterkiefer nach hinten zum Nacken.
- 3mal wiederholen.

Das Gesicht im Atemrhythmus ausstreichen

8 Beenden Sie die Massage, indem Sie Ihr Gesicht mit den Händen bedecken und sanft auswärts streichen. Atmen Sie beim Auswärtsstreichen aus, beim Zurückgleiten ein.
- 3mal wiederholen.

Das tut zusätzlich gut

- Als hautpflegendes Massageöl ist vor allem das süße Mandelöl zu empfehlen. Wenn Sie auf 30 ml Öl noch 1 Tropfen ätherisches Rosen- oder Neroli-Öl geben, duftet das nicht nur gut, sondern wirkt zusätzlich pflegend und entspannend.
- Ein Gesichtsdampfbad nach der Massage unterstützt die entspannende Wirkung, und die Haut sieht anschließend rosig und straff aus: 1 Liter Wasser zum Kochen bringen, etwas abkühlen lassen und 1 Teelöffel Rosenwasser (aus der Apotheke) zugeben. Das Gesicht 5 Minuten lang darüberhalten.

Massage bei Cellulite

Gegen die berühmte »Orangenhaut« gibt es kein Wundermittel, auch wenn die Kosmetikbranche das oft verspricht.

Es gibt kein Wundermittel

Die unschönen Dellen und Verdickungen der Haut, die meist an Oberschenkeln und Po auftreten, sind Einlagerungen von Wasser und Schlacken in den Fettzellen des Bindegewebes (Seite 18). Vor allem Frauen leiden unter diesem Problem, da ihr Bindegewebe von Natur aus besonders dehnbar ist.

Hilfreiche Tips!

Um Cellulite vorzubeugen oder deren Erscheinungsbild deutlich zu verbessern, können Sie einiges tun:

- Bewegen Sie sich viel und regelmäßig. Insbesondere Aerobic, Jogging, Walking, Ballett oder Radfahren sind wirkungsvoll.
- Trinken Sie mindestens 2 Liter Wasser am Tag. Auch grüner Tee wirkt entschlackend und vorbeugend.
- Massieren Sie Ihre Problemzonen regelmäßig, am besten täglich morgens.
- Als Massageöl zu empfehlen: Aloe-vera-Öl (hautpflegend, entgiftend), Macadamianußöl (hautpflegend, gibt trockener, müder Haut neue Spannkraft), Jojobaöl (hautpflegend, geruchsneutral, besonders lange haltbar), »gereiftes« Sesamöl (Seite 46).

Bindegewebsmassage für die Problemzonen

Wirksame Selbstmassage

Die speziellen Grifftechniken aus der Bindegewebsmassage üben einen starken Reiz auf Haut und Bindegewebe aus, so daß sich gespeicherte Wasser- und Fettansammlungen mit der Zeit auflösen.

Da Orangenhaut meist an den Oberschenkeln und am Po auftritt, werden die betroffenen Gebiete mit kurzen, kräftig ausgeführten Strichen sowie mit sogenannten Rollungen massiert, die meist sehr schmerzhaft sind. Vergessen Sie deshalb nicht zu atmen, denn dies hilft Ihnen, den Schmerz besser zu ertragen.

Nicht bei Krampfadern anwenden

▶ Vorbereitung siehe Seite 29. Der Po wird im Stehen, die Oberschenkel werden im Sitzen massiert.

1 Verteilen Sie zunächst etwas angewärmtes Massageöl auf Ihren Problemzonen. Nehmen Sie nicht zuviel Öl, da Ihre Finger sonst leicht abrutschen.

Das Öl verteilen

2 Legen Sie Zeige- und Mittelfinger beider Hände auf den unteren Rand Ihres Pos.

Den Po kräftig ausstreichen

- Üben Sie Druck auf die Finger aus, und ziehen Sie sie ganz langsam von innen nach außen, das heißt von der Mitte des Gesäßes zur Hüfte. Dann gleiten die Finger wieder zurück und ziehen abermals auseinander, insgesamt 3mal.

- Legen Sie Ihre Finger etwas höher auf, und bearbeiten Sie so nach und nach den gesamten Po, wobei jeder Strich 3mal ausgeführt wird.

Den Po »zupfen«

3 Nun folgt die äußerst wirksame Zupfmassage am Po:

- Sie heben die Haut mit den Fingerspitzen beider Hände an, drücken sie ein wenig und ziehen sie nach oben. Dann lassen Sie los und greifen an anderer Stelle zu. Zupfen Sie so die betroffenen Stellen in rascher Abfolge mit kräftigem Druck.

Erst das rechte, dann das linke Bein behandeln

4 Für die folgenden Rollungen setzen Sie sich auf den Boden (Matte und Handtuch unterlegen!). Das rechte Bein wird zuerst behandelt. Stellen Sie es auf, während das linke angewinkelt liegen bleibt.

- Heben Sie die Haut mit den Daumen und den übrigen Fingern ab (in Querrichtung zum Bein), und rollen Sie das Gewebe langsam gegen die Finger. Arbeiten Sie sich so langsam von der Leiste bis zum Knie vor.
- Dort angekommen, legen Sie die Fingerspitzen auf die Haut und ziehen sie wieder nach

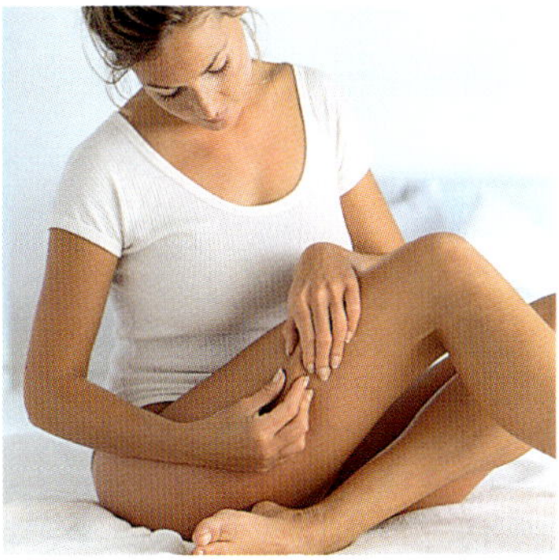

Die Haut am Oberschenkel »rollen« …

… und ziehen

oben Richtung Leiste. Massieren Sie auf diese Weise – zuerst rollen, dann ziehen – den gesamten Bereich, der von Cellulite betroffen ist, bahnenweise von der Hüfte zum Knie.

- Je nach Schmerzempfinden können Sie diese Rollmassage bis zu 3mal wiederholen.
- Danach wechseln Sie zum linken Bein, das Sie zur Massage aufstellen, während Sie das rechte anwinkeln.

Die Oberschenkel »zupfen«

5 Nach den Rollungen folgt die unter Schritt 3 beschriebene Zupfmassage, diesmal an den Oberschenkeln.

Zum Abschluß Schwingungen

6 Zum Schluß beruhigen Sie das behandelte Gebiet mit angenehmen Schwingungen: Legen Sie dazu die Fingerspitzen auf, und streichen Sie mit raschen Bewegungen wellenförmige Linien auf die Haut (Seite 28).

Fitneß für die Muskeln

Massage hält die Muskeln elastisch und kräftig, so daß sie zu Höchstleistungen fähig sind. Deshalb kommen Profisportler regelmäßig vor und nach Training oder Wettkämpfen in den Genuß wohltuender Massagen. Das lockert, beugt Muskelkater vor und hilft, daß sich die allzu beanspruchte Muskulatur schnell wieder erholt.
Auch Sie als »Gelegenheits- oder Hobbysportler« können sich durch einfache Handgriffe vor möglichen Verletzungen, Muskelschmerzen und -verspannungen wirksam schützen.

Bitte beachten Sie die Hinweise auf Seite 66!

Was auch noch hilft

- Vor jeder Sportart: Neben der Sportmassage sollten Sie unbedingt ein 10minütiges Aufwärmtraining durchführen. Das langsame Dehnen und Strecken (Stretching) einzelner Muskelpartien schützt ebenfalls vor Verletzungen und macht die Muskeln elastischer.
- Nachher: Ein 10minütiges Vollbad mit einem Lavendelbadezusatz (aus Apotheke oder Drogerie) beugt Muskelkater vor und hilft, die beanspruchte Muskulatur zu regenerieren.

Selbstmassage nach dem Sport

Der erste Massageschritt ist besonders wohltuend nach Sportarten, bei denen Sie Drehungen um die Körperachse machen wie beim Tennis oder Golfen.

▶ Vorbereitung siehe Seite 29. Außerdem brauchen Sie einen Tennisball. Legen Sie sich bequem auf den Rücken.

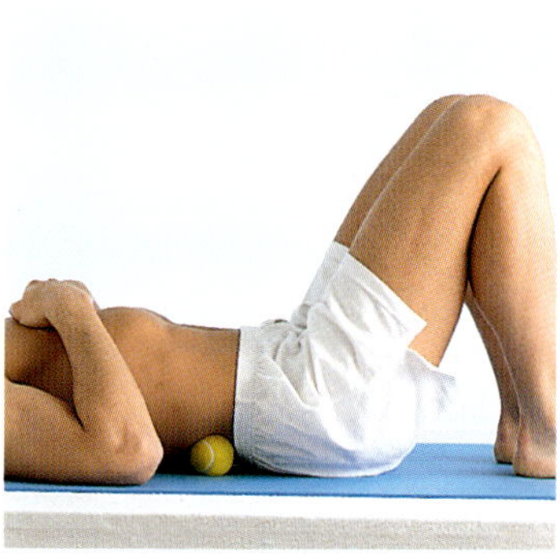

Einen Tennisball seitlich der Wirbelsäule unter den Rückenmuskel legen

1 Winkeln Sie die Beine an, und stellen Sie die Füße auf. Heben Sie Ihren Po leicht an, und legen Sie den Tennisball an den unteren Muskelbereich links neben der Wirbelsäule (nicht direkt unter die Wirbelsäule!).

Mit Hilfe des Balls den ganzen Rücken »massieren«

- Senken Sie den Rücken langsam ab, und legen Sie sich mit mehr und mehr Körpergewicht auf den Ball, soweit es für Sie angenehm ist. Halten Sie diese Position eine Weile.
- Heben Sie dann den Po an, und schieben Sie den Tennisball ein paar Zentimeter weiter nach oben. Senken Sie Ihren Rücken wieder langsam ab und verharren Sie abermals einige Sekunden lang in dieser Position.
- Massieren Sie auf diese Weise Ihren Rückenmuskel bis unterhalb des Schulterblatts.
- Danach wiederholen Sie das Ganze auf dem Muskelbereich rechts neben der Wirbelsäule.

Die Bein- und Armmuskeln werden bei fast allen Sportarten besonders stark in Anspruch genommen. Deshalb zielen die folgenden Schritte auf diese Muskeln ab:

Erst den rechten Oberschenkel massieren

2 Sie beginnen mit der Oberschenkelrückseite des rechten Beins:

- Im Liegen winkeln Sie das Bein an, während das linke ausgestreckt bleibt. Umfassen Sie den rechten Oberschenkel mit beiden Händen direkt am Knie.
- Geben Sie Druck auf Ihre Finger, und ziehen Sie beide Hände gleichzeitig nach unten zum Gesäß hin.

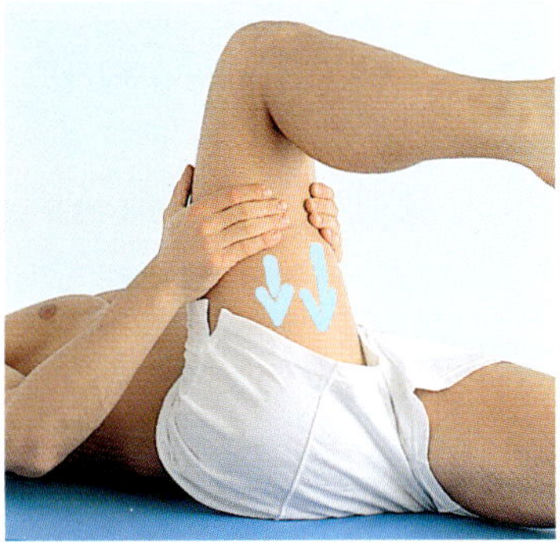

Die Rückseite des Schenkels zum Po hin ausstreichen

- Lassen Sie die Hände wieder sanft zurückgleiten, und wiederholen Sie die tiefenwirksame Streichung insgesamt 3mal.
- Verfahren Sie dann genauso am linken Oberschenkel.

3 Massieren Sie die Vorderseite des Schenkels im Sitzen:

- Winkeln Sie das linke Bein an, während das rechte ausgestreckt wird. Legen Sie Ihre rechte Hand flach oberhalb des Knies auf den rechten Oberschenkel. Drücken Sie mit der

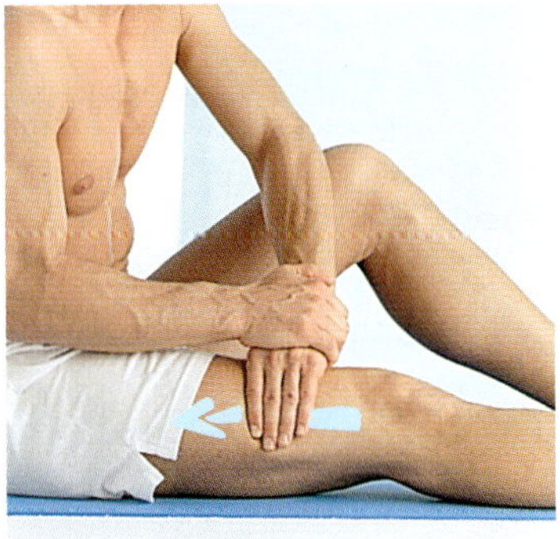

Den Oberschenkel vorne vom Knie zur Leiste ausstreichen

Fitneß für die Muskeln

linken auf die rechte Hand, und streichen Sie so langsam vom Knie aufwärts zur Leiste.
- Lassen Sie beide Hände wieder leicht zurückgleiten, und wiederholen Sie diese Streichung insgesamt 3mal.

Innen- und Außenseite des Oberschenkels ausstreichen

4 Massieren Sie auf die gleiche Weise 3mal die Innenseite des Oberschenkels.
- Darauf folgt die Massage der Beinaußenseite (3mal).
- Und dann wechseln Sie zum linken Bein.

Die Wadenmuskulatur kneten

5 Die Wadenmassage kann bei Muskelkater äußerst schmerzhaft sein:

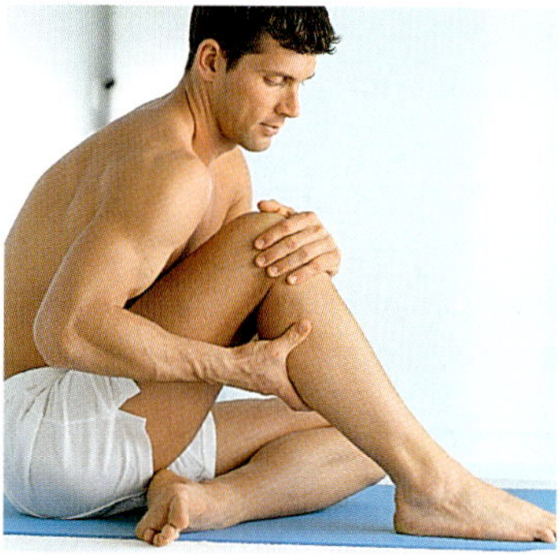

- Im Sitzen stellen Sie ein Bein auf, während das andere zur Seite hin angewinkelt liegt.
- Kneten Sie die Wadenmuskulatur des aufgestellten Beins sanft oder kräftig (es muß nicht weh tun!) von der Ferse aufwärts bis zur Kniekehle.
- Lassen Sie die Hände zurückgleiten, und wiederholen Sie die Knetungen von unten nach oben 3mal.
- Anschließend wechseln Sie zum anderen Bein.

Die Waden sanft ausschütteln

6 Nach dem Kneten muß die Wadenmuskulatur wieder entspannt werden, was Sie mit Schüttelungen erreichen:
- Im Sitzen stellen Sie Ihre Beine locker auf die Fersen auf. Umfassen Sie jede Wade mit einer Hand, und schütteln Sie sie gleichzeitig sanft hin und her, etwa eine Sekunde lang.

Den Trizeps massieren

7 Nun kommen die Arme dran, im Stehen oder Sitzen.
- Beugen Sie einen Arm leicht, und legen Sie die massierende Hand unter die Schulter auf den Trizeps.
- Bearbeiten Sie den Trizeps zentimeterweise mit abwechselndem Drücken und Loslassen.

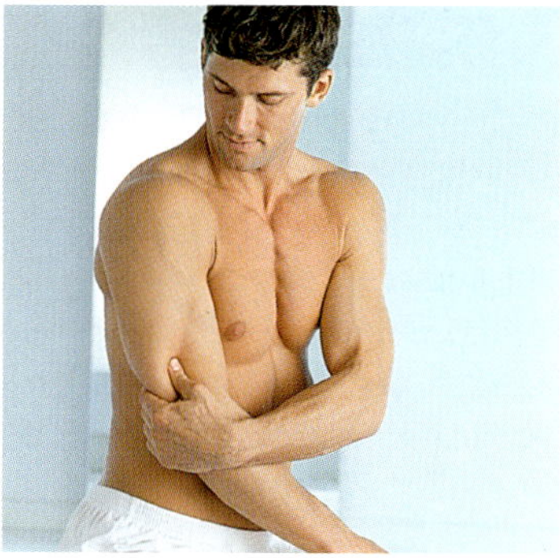

Den Unterarm massieren

- Danach legen Sie Ihre Hand unterhalb des Ellenbogens auf die Unterarmmuskulatur und massieren diese mit gleicher Technik.
- Wiederholen Sie alle Griffe mindestens 3mal, bevor Sie zum anderen Arm wechseln.

Den Bizeps massieren

8 Der Bizeps wird in ähnlicher Weise massiert:

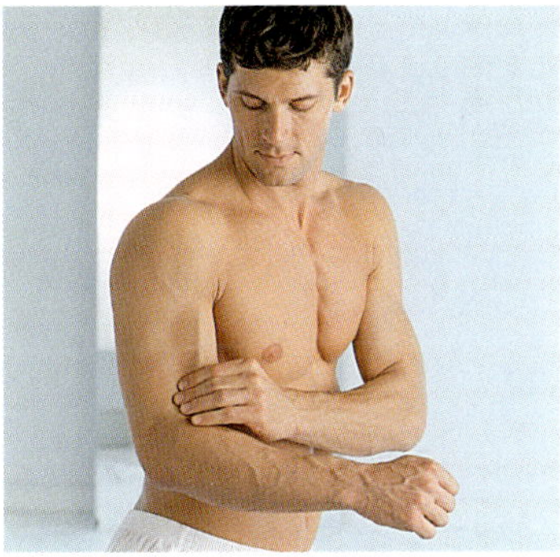

- Umfassen Sie den Muskel oberhalb des Ellenbogens, Daumen innen, die anderen Finger außen. Durch Pressen und Loslassen massieren Sie beide Arme langsam bis zur Schulter.

Unter- und Oberarme ausstreichen

9 Zum Abschluß streichen Sie mit schnellen Auf- und Abwärtsbewegungen über die Muskeln des Unterarms, überspringen den Ellenbogen und streichen rasch über den Oberarm bis hin zur Armkugel.

- Wiederholen Sie das an jedem Arm mindestens 10mal.

Erste Hilfe bei Wadenkrampf

Wenn Sie während oder nach dem Sport, aber auch in Alltagssituationen zu schmerzhaften Wadenkrämpfen neigen, sorgen ein paar gezielte Handgriffe rasch für Linderung:

Den Wadenmuskel strecken und kneten

1 Setzen Sie sich hin, und strecken Sie das schmerzende Bein aus.

- Ziehen Sie den Fuß mit einer Hand so weit wie möglich zu sich heran, so daß der Wadenmuskel gestreckt wird.
- Halten Sie den Fuß in dieser Position, während Sie mit der anderen Hand den Wadenmuskel von unten nach oben kräftig durchkneten.

Das ganze Bein ausstreichen

2 Wenn Sie spüren, daß der Muskel sich lockert, streichen Sie mit beiden Händen über das ganze Bein, also vom Unter- über den Oberschenkel bis hoch zur Hüfte rhythmisch mit schnellen Bewegungen:

- Der Strich nach oben wird mit stärkerem Druck, das Zurückgleiten nach unten mit sanftem Druck ausgeführt.

Dauer

Führen Sie das Kneten und Streichen so lange durch, bis der Schmerz nachläßt und Linderung eintritt.

Sanftes für Babys

Die meisten Eltern wenden Massage bei ihren Babys ganz automatisch an – sanfte Streicheleinheiten gehören ohnehin zum täglichen Pflegeprogramm. *»Ein Kind mit Berührungen zu füttern, seine Haut und seinen Rücken zu nähren, ist ebenso wichtig, wie seinen Magen zu füllen«* – diese Worte des berühmten französischen Geburtshelfers Frédérick Leboyer machen deutlich, daß die Babymassage nicht nur hautpflegend wirkt, sondern für Säuglinge und Kleinkinder auch ein »Lebensmittel« ist.

Heilsame Streicheleinheiten

Eine Extraportion Zuneigung mit großer Wirkung

Babymassage ist eine Extraportion an Zuwendung, die zudem noch lindernd und heilend wirkt:

- Wenn das Kind viel schreit und überreizt ist, hilft die Massage, den kleinen Organismus zu beruhigen.
- Bauchweh oder Blähungen lassen sich durch sie wirksam lindern.
- Zahlreiche Studien haben belegt, daß regelmäßige Babymassage zu einer schnelleren Gewichtszunahme beiträgt. Frühgeborene erhalten nicht nur deshalb ganz besonders viele Streicheleinheiten, sondern auch, um Körperfunktionen wie Atmung und Verdauung anzuregen und den (über-) lebensnotwendigen Hautkontakt zu vermitteln.

Berührung ist lebensnotwendig

Worauf Sie beim Massieren Ihres Kindes achten müssen

- Der Raum, in dem massiert wird, muß mindestens 24 bis 26 °C warm sein. Bei ganz kleinen Babys empfiehlt sich ein zusätzlicher Heizstrahler, um sie vor Auskühlung zu schützen.
- Die Dauer einer Babymassage darf 10 Minuten nicht überschreiten.
- Berühren Sie Ihr Kind nur mit warmen Händen und sehr sanft, um es nicht zu erschrecken.
- Der beste Zeitpunkt für eine Babymassage ist zwischen den Mahlzeiten, denn Ihr Baby sollte dabei weder einen vollen Bauch noch Hunger haben.
- Hat das Kind Fieber oder eine Infektionskrankheit, dürfen Sie es nicht massieren!

Die Baby-Massage

Ohne viel Aufwand können Sie die Babymassage in das tägliche Pflegeritual mit aufnehmen. Sie werden spüren, daß Ihr Kind dies sichtlich genießt und sich jedesmal freut, wenn Sie seinen Körper liebevoll verwöhnen.

Die Vorbereitung

▶ Beachten Sie bitte die Hinweise auf Seite 29/30 und 58. Stellen Sie etwas angewärmtes Massageöl bereit. Gut geeignet sind süßes Mandel-, Aloe-vera- und Jojobaöl. Oder Sie nehmen einfach Babyöl.
Legen Sie Ihr Baby auf den Wickeltisch, auf eine warme Krabbeldecke oder in Ihre angewinkelten Beine auf ein Handtuch.
Zu Beginn der Massage liegt Ihr Kind auf dem Rücken. Das ist wichtig, weil Ihr Baby so den Blickkontakt mit Ihnen halten kann.

Den Oberkörper ausstreichen

1 Verreiben Sie etwas Massageöl in Ihren Händen, und legen Sie sie auf die Schultern des Kindes.

- Streichen Sie sanft und gleichmäßig über die Armkugeln nach außen, die Arme hinunter bis zu den Händchen.
- Umfassen Sie die Hände kurz.
- Dann legen Sie Ihre Hände auf den kleinen Bauch und streichen nach oben über den Brustkorb zu den Schultern.
- Wiederholen Sie dies 3mal.

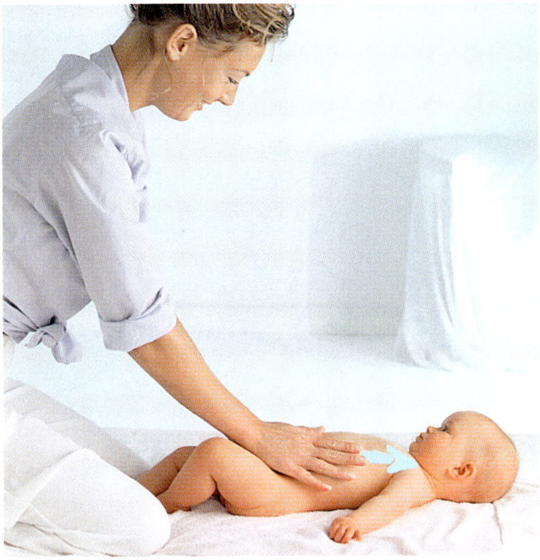

Sanftes Streichen beruhigt, entspannt die Muskeln und regt die Durchblutung an.

Die Ärmchen ausstreichen

2 Umschließen Sie mit einer Hand ein Händchen Ihres Kindes, um den Arm zu stabilisieren. Mit der anderen Hand streichen Sie sanft vom Unterarm aufwärts zum Oberarm bis über die Armkugel.

- Danach streicht Ihre Hand wieder sanft zurück nach unten (3mal wiederholen).
- Genauso massieren Sie den anderen Arm Ihres Kindes.

3 Umfassen Sie mit einer Hand das Handgelenk Ihres Kindes. Streichen Sie mit den Fingerspitzen der anderen Hand über den Handrücken bis zu

Sanftes für Babys

Händchen und Finger massieren

den Fingerspitzen Ihres Kindes; bei jedem Strich über den Handrücken kneten Sie sanft einen anderen Finger.

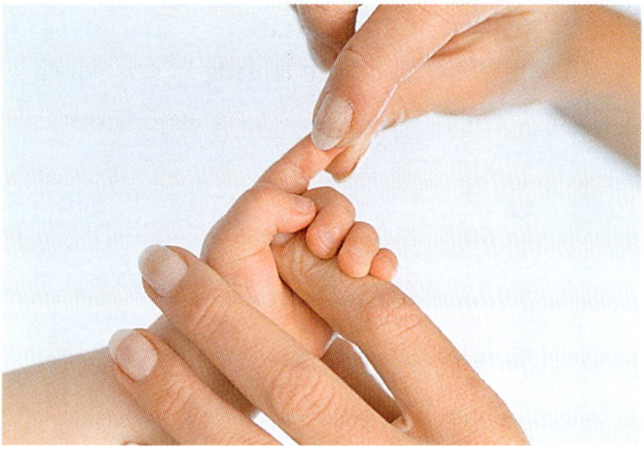

- Wiederholen Sie das 3mal.
- Dann wechseln Sie zur anderen Hand des Kindes.

Die Beinchen ausstreichen

4 Umfassen Sie einen Fuß des Babys, und streichen Sie mit der anderen Hand über den Unterschenkel bis zur Hüfte.

- Anschließend gleitet Ihre Hand sanft zurück zum Fuß (3mal wiederholen).
- Mit gegengleichen Handgriffen massieren Sie danach das andere Bein Ihres Kindes.

Füßchen und Zehen massieren

5 Mit einer Hand stabilisieren Sie den Fuß Ihres Kindes, mit den Fingerspitzen der anderen Hand streichen Sie über den Fußrücken bis hin zu den Zehen und kneten bei jedem Streichen eine andere Fußzehe, wie bei den Händen.

Das Kind vorsichtig auf den Bauch legen

▶ Um den Rücken des Babys zu massieren, drehen Sie es über die Seite langsam auf den Bauch. Gerade am Rücken können auch Babys schon verspannt sein – Ihr Kind wird die anschließende Rückenmassage deshalb besonders genießen. Achten Sie darauf, daß Sie nur die Rückenmuskeln, nicht aber die Wirbelsäule massieren!

Den kleinen Rücken ausstreichen

6 Verreiben Sie etwas Massageöl in Ihren Händen, und legen Sie sie auf den kleinen Po.

- Von dort aus streichen Sie aufwärts über den Rücken zu den Schultern, umfassen sie sanft und lassen Ihre Hände dort ein wenig ruhen.
- Lassen Sie die Hände wieder zurück zum Po gleiten, und wiederholen Sie die Streichung noch 2mal.
- Beim nächsten Aufwärtsstreichen massieren Sie mehr den seitlichen Rückenbereich, indem Sie Ihre Handflächen auch über die Körperaußenseiten gleiten lassen – hinauf bis zu den Schultern, dort ruhen lassen und dann hinab bis zu den Oberschenkeln (3mal wiederholen).

7 Legen Sie beide Hände quer zum Rücken nacheinander auf den oberen Rückenbereich in Höhe der Schulterblätter.

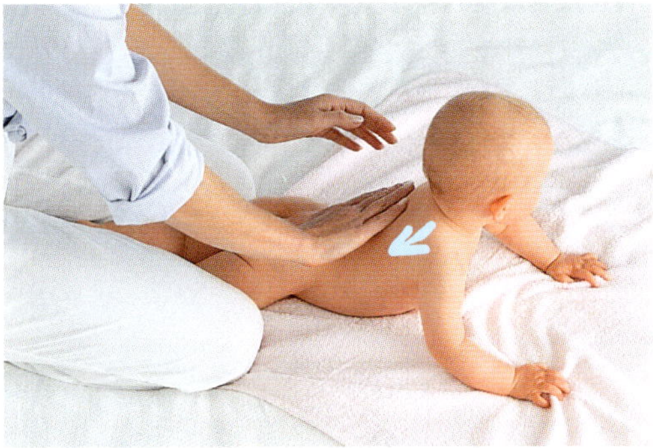

Mit beiden Händen abwechselnd über den Rücken streichen

- Beginnen Sie, mit fließenden, rhythmischen Streichbewegungen nach unten zum Po hin zu massieren. Heben Sie dabei immer eine Hand über die andere.
- Genießt Ihr Kind diese Streicheleinheiten, können Sie den Vorgang 3mal wiederholen.

Erste Hilfe bei Bauchweh und Blähungen

Suchen Sie auch nach den Ursachen

Drei-Monats-Koliken, Blähungen und Bauchweh treten bei Babys und Kleinkindern häufig auf. Oft ist die Ernährung schuld: Vermeiden Sie alles Blähende (auch in Ihrer eigenen Nahrung, wenn Sie stillen). Versuchen Sie herauszufinden, ob es sich um eine allergische Reaktion handelt (Buchtip Seite 92). Eine Bauchmassage mit Oliven- oder Johanniskrautöl hilft, die schmerzhaften Beschwerden zu lindern.

Den kleinen Bauch beruhigen

1 Verreiben Sie ein wenig Öl zwischen Ihren warmen Händen. Legen Sie sie rechts und links auf den Bauch Ihres Kindes, so daß sich Ihre Fingerspitzen über dem Bauchnabel berühren. Lassen Sie die Hände eine Weile so ruhen.

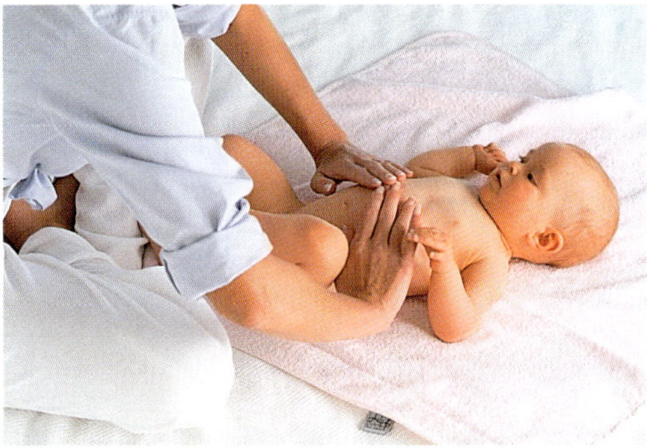

Sanft pressen und loslassen

- Beginnen Sie dann, die Bauchmuskeln ganz sanft zu pressen und wieder loszulassen. Machen Sie nur ganz kleine, unmerkliche Bewegungen, und beobachten Sie Ihr Kind dabei genau. Fühlt es sich wohl, können Sie die sanften Knetungen etwa eine Minute lang fortsetzen, wenn nicht, wechseln Sie zum folgenden Griff über:

Im Uhrzeigersinn über den Bauch streichen

2 Streichen Sie mit der rechten Hand im Uhrzeigersinn rund um den Nabel, während die linke Hand seitlich ruht. Diese beruhigende Bewegung wirkt lindernd bei Koliken und Bauchweh.

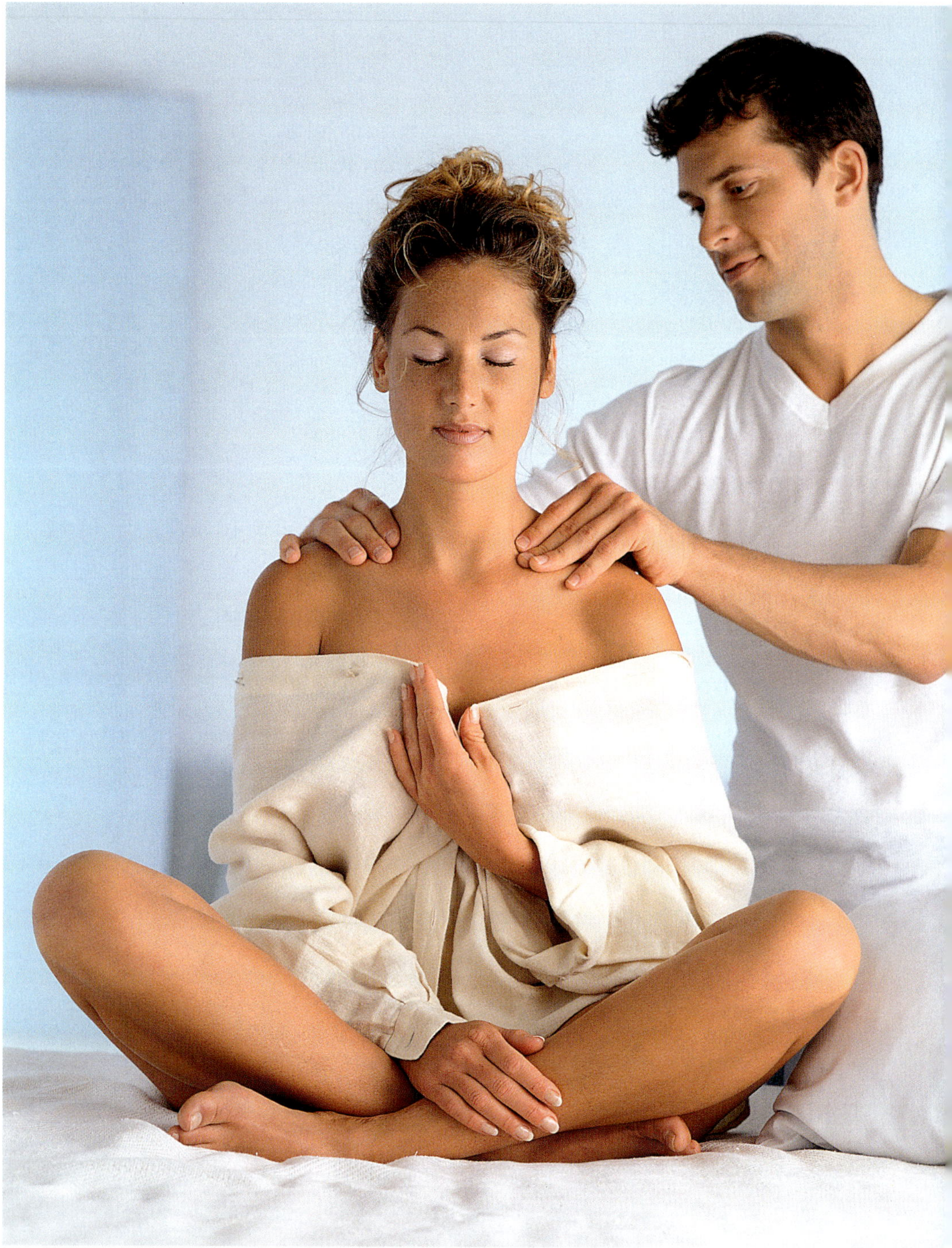

Helfen und heilen mit Massage

Ob Sie Ihre Kopfschmerzen loswerden wollen oder die lästige Darmträgheit, ob Sie Ihren Kreislauf stabilisieren oder etwas gegen Ihre Schlafprobleme tun möchten, oder ob Sie während Schwangerschaft und Geburt wirksame Linderung von Beschwerden suchen – mit gezielter Massage ist all dies möglich. Nutzen Sie deren Heilkräfte im Alltag, zu Hause, in der Freizeit oder am Arbeitsplatz.
Sie werden es spüren: Regelmäßiges Massieren hält gesund, beugt Krankheiten vor und heilt viele Alltagsbeschwerden – und das ohne schädliche Nebenwirkungen.

Die Alternative bei Alltagsbeschwerden

Wenn das innere Gleichgewicht gestört ist

Es gibt Tage, an denen fühlen wir uns einfach nicht wohl: Der Kopf schmerzt, der Kreislauf gerät ins Wanken, oder das ständige »Unter-Spannung-Stehen« raubt uns den erholsamen Schlaf.
Die Ursachen dieser lästigen Beschwerden müssen nicht unbedingt schwere organische Fehlfunktionen sein – es kommt einfach manchmal vor, daß unser körperliches und seelisches Gleichgewicht nachhaltig gestört wird und sich dies in körperlichen Symptomen ausdrückt. Der tägliche Streß, die vielen Anforderungen, ständiger Termindruck oder plötzliche Schicksalsschläge können dieses Ungleichgewicht ebenso heraufbeschwören wie Kummer und Sorgen, Trauer und Ängste, die genauso zu unserem Dasein gehören wie die schönen, glücklichen Momente im Leben.
Gerade bei diesen »Zuständen« wirkt Massage ausgesprochen wohltuend, kann viele Symptome lindern und helfen, das innere Gleichgewicht wiederherzustellen.

Massage statt Medikamente

Der schnelle Griff zur Tablette

Oft greifen wir viel zu schnell zu Tabletten, was sich auch an den ständig steigenden Absatzzahlen frei verkäuflicher Medikamente zeigt: So gehören verdauungsanregende, schlaffördernde, schmerzstillende und kreislaufstabilisierende Mittel zu den Verkaufsschlagern bundesdeutscher Apotheken. Dabei könnten wir unseren Arzneimittelverbrauch durch Massage wesentlich einschränken.

Schmerzen lindern

Einen Versuch ist es wert!

Ehe Sie schmerzstillende Medikamente nehmen, versuchen Sie es doch zunächst einmal mit regelmäßiger Massage (Seite 67 und 78), wenn Sie unter Spannungskopfschmerzen, leichter Migräne, Rücken- oder Nackenbeschwerden oder Menstruationsschmerzen leiden. Das lindert nicht nur die Schmerzen, sondern führt durch die allgemeine Entspannung insgesamt zu mehr Wohlbefinden.

Besser schlafen

Ob pflanzlich oder chemisch, alle Schlafmittel wirken sich letztlich negativ auf Ihr körperliches und seelisches Befinden aus. Im Extremfall können sie sogar süchtig machen. Suchen Sie daher zunächst nach den Gründen für Ihr nächtliches Wachliegen, ehe Sie zu Medikamenten greifen. Oft sind es körperliche und seelische Verspannungen, die den Schlaf rauben. Entspannende Massagen fördern das Ein- und Durchschlafen und schenken Ihnen, regelmäßig angewandt, wieder erholsame Nächte (Seite 36).

Entspannung hilft

Den Kreislauf stabilisieren

Schwindel beim Aufstehen, Müdigkeit, Konzentrationsprobleme oder chronisch kalte Füße und Hände weisen darauf hin, daß der Kreislauf aus dem Gleichgewicht geraten ist. Die durchblutungsfördernde Wirkung von Massage kann kreislaufstabilisierende Arzneimittel oft unnötig machen (Seite 12).

Bessere Durchblutung

Den Darm anregen

Probleme mit Magen und Darm sind weit verbreitet, und Hilfe wird meist bei verdauungsfördernden Medikamenten gesucht. Aber wie die Schlafmittel helfen auch sie nur, wenn sie regelmäßig genommen werden. Der Darm gewöhnt sich an diese Hilfe und wird immer träger. Oft sind jedoch falsche Ernährung und Bewegungsmangel die Ursachen von Völlegefühl, Sodbrennen und Darmträgheit. Gezielte Massagen (Seite 78) können einen trägen Darm wieder in Schwung bringen. Sie sollten jedoch immer auch Ihre Ernährung umstellen und regelmäßig Sport treiben.

Auch die Ursachen beheben!

Hilfe bei Schwangerschaft und Geburt

Sanfte Massagen während der Schwangerschaft wirken wohltuend bei Rückenschmerzen, Schlaflosigkeit oder häufig auftretenden Muskelkrämpfen. Sofern keine Risikoschwangerschaft vorliegt und der Frauenarzt keine Bedenken gegen Massage hat, können alle in diesem Buch beschriebenen Massagen angewandt werden.
Nur die Fußreflexzonenmassage dürfen Sie wegen ihrer intensiven Wirkung in der Schwangerschaft nicht einsetzen!
Auch bei der Geburt helfen liebevolle Streicheleinheiten, insbesondere im unteren Rückenbereich: Sie erleichtern den

Das sollten Sie beachten

Geburtsvorgang und lindern Gefühle der Angst und Erschöpfung. Nach der Geburt fördern Massagen die körperliche und seelische Erholung der Mutter (Anti-Streß-Massage, Seite 36), beschleunigen den Rückbildungsprozeß (Bauchmassage, Seite 78) und lindern eine Wochenbettdepression.

Grenzen der Selbstbehandlung

Nicht immer ist Massage das richtige

Auch wenn das Wirkungsspektrum von Massagen sehr groß ist, sind ihren Einsatzmöglichkeiten manchmal Grenzen gesetzt. Dies trifft insbesondere auf chronische, immer wiederkehrende oder starke, akute Beschwerden zu. Sie sollten deshalb wissen, daß es einige Krankheiten gibt, bei denen Massage grundsätzlich nicht ausgeführt werden darf, bei denen nur ein professioneller Masseur Hand anlegen darf, oder bei denen zwar Massagen erlaubt sind, aber erst mit einem Arzt abgesprochen werden müssen. Die nachstehende Liste der Gegenanzeigen sollten Sie daher stets beachten.
Falls Sie unsicher sind, ob eine Massage angebracht ist oder nicht, bitten Sie Ihren Arzt/Ihre Ärztin um fachlichen Rat.

Bitte beachten Sie

Massagen *nicht* ausführen bei:

- akuten Entzündungen wie Nieren-, Venen-, Knochen- und Gelenkentzündung
- akuten Verletzungen von Sehnen, Bändern, Muskeln
- Bandscheibenvorfall
- Knochenkrankheiten wie Osteoporose, Gelenktuberkulose
- Erkrankungen des Gefäßsystems wie Thrombose
- krankhafter Erweiterung von Blutgefäßen (Aneurysma), starken Krampfadern
- Fieber
- Krebs
- Herzkrankheiten
- Erfrierungen und Verbrennungen

Ärztlicher Rat sollte eingeholt werden bei:

- Hautkrankheiten (einschließlich Entzündungen unter der Haut), Krampfadern
- Diabetes mellitus (Zuckerkrankheit)
- Schwangerschaft (insbesondere bei Risikoschwangerschaft)

Nur in *Profihände* gehören:

- Ischias
- Hals-, Brust- und Lendenwirbelsyndrom
- Rheuma
- neurologische Erkrankungen wie Lähmungen
- Folgeerscheinungen nach Verletzungen und Operationen am Bewegungsapparat
- innere Erkrankungen wie Herzleiden und Bluthochdruck
- körperliche Entwicklungshemmungen bei Kindern

Entspannung für Kopf und Rücken

Wenn der Kopf schmerzt

Am Kopf und im Gesicht massiert zu werden, wirkt allgemein beruhigend und entspannend. Das kommt vor allem Menschen zugute, die dazu neigen, ihre Alltagsprobleme »mit dem Kopf« zu lösen. Diese sachliche, aber nicht immer sachdienliche Bewältigungsstrategie kann zu großen Spannungen im Kopfbereich führen.

Verspannungen, Streß und andere Ursachen

Unser Schädel ist mit einer dünnen Muskelschicht überzogen, die beispielsweise auf Seelenstreß mit Verkrampfung reagiert. Aber auch Bewegungs- und Sauerstoffmangel, übermäßiger Alkohol- oder Nikotinkonsum sowie Wetterumschwünge oder extreme Wetterverhältnisse können Ursachen für Kopfschmerzen sein.

Eine Gesichts- und Kopfmassage hilft bei

Hier hilft die Massage

- Spannungskopfschmerzen,
- Migräne,
- Erschöpfungszuständen und allgemeiner Anspannung,
- Lymphstauungen im Gesicht,
- Erkältung, Nebenhöhlenbeschwerden (ohne Fieber).

Ein Tip!

Daß Pfefferminzöl bei Spannungskopfschmerzen ebenso wirksam sein kann wie ein herkömmliches Schmerzmittel, ist inzwischen wissenschaftlich nachgewiesen. Mischen Sie 1 Teelöffel Sonnenblumenöl mit 1 Tropfen Pfefferminzöl, und reiben Sie damit Stirn, Schläfen und Nacken ein.

Die Gesichts- und Kopfmassage

► Vorbereitung siehe Seite 29.
Wenn Sie eine Partnermassage machen, legt sich Ihr Partner bequem und warm zugedeckt hin. Sie knien oder sitzen hinter seinem Kopf.

Als Partner- oder Selbstmassage

Sie können diese Massage auch allein anwenden. Setzen Sie sich dann vor einen Tisch, die Füße flach auf dem Boden, und stützen Sie die Ellenbogen auf.

Verwenden Sie nur ganz wenig angewärmtes Öl (Seite 36), da die Massagefläche sehr klein ist.

Entspannung für Kopf und Rücken

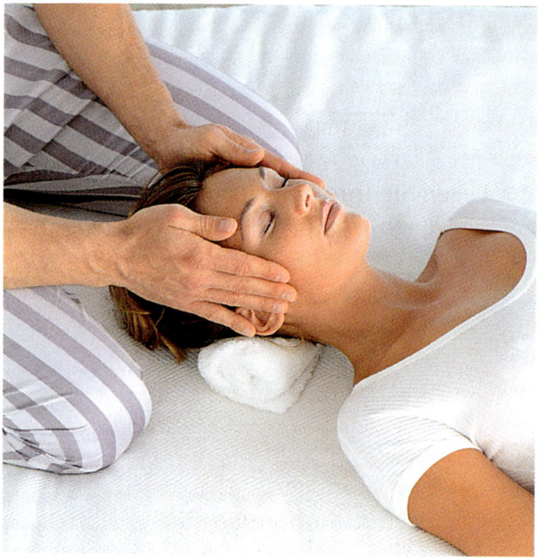

Sanft Kontakt aufnehmen und das Gesicht ausstreichen

1 Mit fließenden, sanften Streichungen stellen Sie den ersten Kontakt her und verteilen das Massageöl gleichmäßig auf dem ganzen Gesicht:

- Legen Sie Ihre Hände behutsam auf Hals und Kinn. Streichen Sie mit beiden Händen und leichtem Druck zu den Ohren und weiter über die Wangen zu den Schläfen. Spüren Sie dabei die Konturen des Gesichts, lassen Sie Ihre Hände einfach leicht darüber hinweggleiten.
- Von den Schläfen streichen Ihre Finger zur Stirnmitte hin, treffen sich dort, ruhen eine Weile – und gleiten dann über die Schläfen zurück zum Kinn.
- Wiederholen Sie den gesamten Ablauf 3mal.

2 Legen Sie die Fingerspitzen beider Hände flach auf die Stirnmitte.

- Reiben Sie mit sanftem Druck 10 bis 15 Kreise auf die Haut.
- Gehen Sie dann mit den Fingerkuppen zu kleinen spiralförmigen Bewegungen über, um so langsam zu den Schläfen zu gelangen.

Die Stirn kreisend massieren

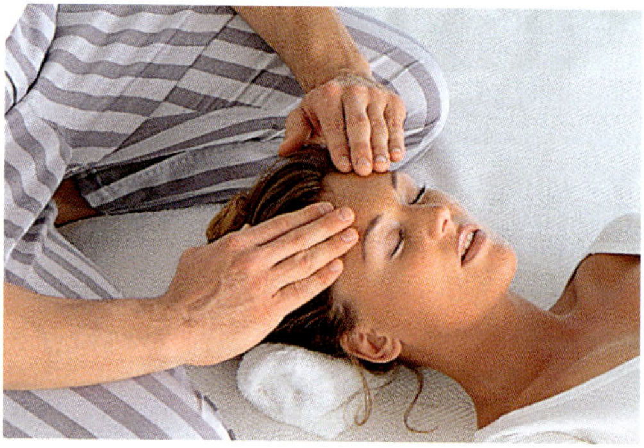

- Dort reiben Sie zunächst wieder 10 Kreise auf die Haut.
- Nach ein paar Sekunden bewegen Sie Ihre Fingerspitzen in kleinen Spiralen über die Wangen zur Nase hin und von dort schräg nach unten zum Unterkiefer.
- Die Finger treffen sich am Kinn, und Sie reiben dort abermals 10 Kreise auf die Haut.
- Dann umfassen Sie das Gesicht mit beiden Händen und lassen sie nach oben zur Stirnmitte hochgleiten.
- Von dort aus wiederholen Sie die Reibungen noch 2mal.

Weiter über Schläfen, Wangen und Kinn kreisen

Die Augenbrauen ...

3 Drücken Sie mit Daumen und Zeigefinger beide Augenbrauen ganz sanft zusammen und lassen dann wieder los: Kneten Sie so den Brauenbogen zentimeterweise von der Nase bis zu den Schläfen.

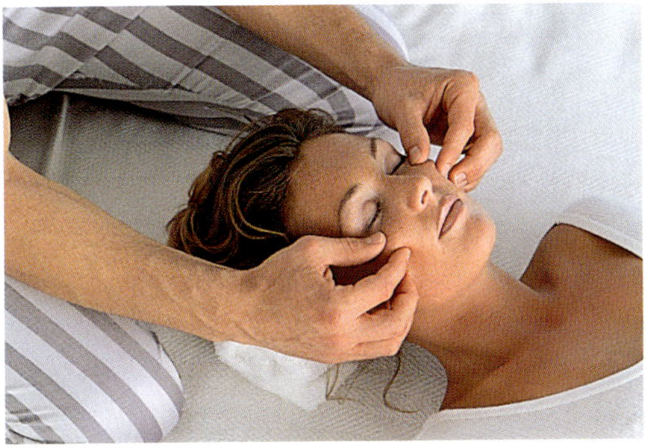

... und die Wangen kneten

- Danach kneten Sie mit den Fingerspitzen die Wangenmuskeln von der Nase zu den Ohren und von dort schräg nach unten zum Unterkiefer.
- Lassen Sie Ihre Fingerspitzen leicht nach oben zu den Augenbrauen gleiten, und führen Sie die sanften Knetungen noch 2mal durch.

Das Gesicht »umhüllen«

4 Umhüllen Sie das Gesicht mit beiden Händen, und warten Sie ein paar Sekunden, bevor Sie mit der Massage der Ohren beginnen.

Die Ohren kneten

5 Kneten Sie die Ohren zwischen Zeigefinger und Daumen, und zwar von den Ohrläppchen aufwärts bis zu den oberen Rändern – langsam und millimeterweise.

- 3mal wiederholen.

Leicht am Haarschopf ziehen

6 Legen Sie Ihre Fingerspitzen auf die Stirn, und streichen Sie aufwärts zum Haaransatz.

- Dann fassen Sie mit den Fingern in die Haare, ziehen leicht daran und lassen wieder los. Fassen Sie an anderer Stelle wieder zu, und das so oft, bis Sie den gesamten Haarschopf auf diese Weise bearbeitet haben.

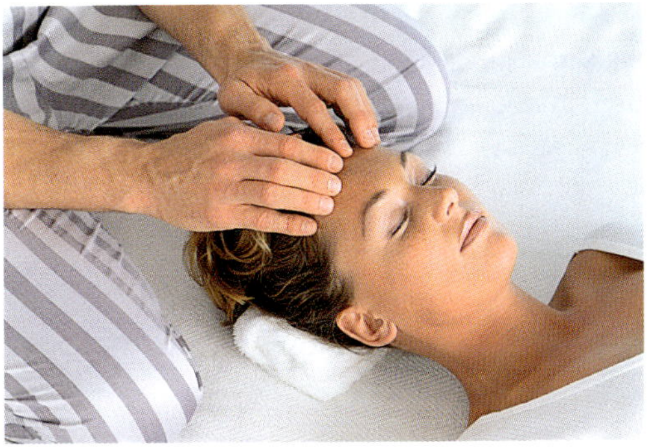

Die Kopfhaut kreisend massieren

7 Legen Sie Ihre Fingerspitzen auf den vorderen Haaransatz, und reiben Sie die gesamte Kopfhaut mit kreisenden, kräftigen Bewegungen wie beim Haarewaschen.

8 Zum Abschluß legen Sie Ihre Hände nochmal etwa eine Minute lang über das Gesicht. Atmen Sie dabei ruhig und gleichmäßig.

Wenn Nacken und Schultern verspannt sind

Im Nacken- und Schulterbereich treten besonders oft Verspannungen auf, weil sich hier eine Vielzahl von Muskeln befindet, die ständig beansprucht, aber auch häufig fehlbelastet werden.

Häufiges Problem mit unterschiedlicher Ursache

Insbesondere bei Menschen, die überwiegend im Sitzen arbeiten, kann es zu Fehlhaltungen kommen, die im schlimmsten Fall zum sogenannten Halswirbelsyndrom führen: Kopfschmerzen, schmerzhaft verkrampfte Nacken- und Schultermuskeln, ein Kribbeln und Taubheitsgefühl in den Händen sind erste Anzeichen.
Ein steifer Nacken kann ebenfalls entstehen, wenn Sie sich durch Zugluft verkühlt oder durch eine ungünstige Schlafstellung »verlegen« haben.
Manchmal sind es aber auch Ängste, die uns »im Nacken sitzen« oder zuviel Verantwortung, die wir uns »auf die Schultern geladen« haben.
Regelmäßige Nacken- und Schultermassagen helfen, die Schmerzen zu lindern und die Muskeln wieder locker und geschmeidig zu machen.

Dabei hilft die Massage

Eine Nacken- und Schultermassage hilft bei
- Kopfschmerzen durch verkrampfte Nackenmuskeln,
- schmerzhaften Verspannungen der Nacken- und Schultermuskulatur,
- Nackensteifheit mit schmerzhafter Bewegungseinschränkung des Kopfes,
- Angst- und Überlastungsgefühlen.

Ein Tip!

Auch das hilft bei Nackensteifheit: Drehen Sie unter der warmen Dusche den Kopf langsam nach rechts und links, bei jeder Drehung behutsam ein wenig weiter. Danach ein Leinentuch in heißes Wasser tauchen, gut auswringen, um den Hals legen und ein Handtuch darumwickeln; 10 Minuten lang im Liegen ausruhen.

Die Nacken- und Schultermassage

Eine Partnermassage – Selbstmassage siehe Seite 40

▶ Vorbereitung siehe Seite 29. Ihr Partner kann sich rittlings auf einen Stuhl setzen, die Rückenlehne mit einem Kissen gepolstert als Ablage für die Stirn (Seite 43). Entspannender ist die Massage aber im Liegen (Seite 32). Sie stehen, sitzen oder knien erst neben Ihrem Partner, beim letzten Massageschritt dann hinter seinem Kopf.

Wenn Nacken und Schultern verspannt sind

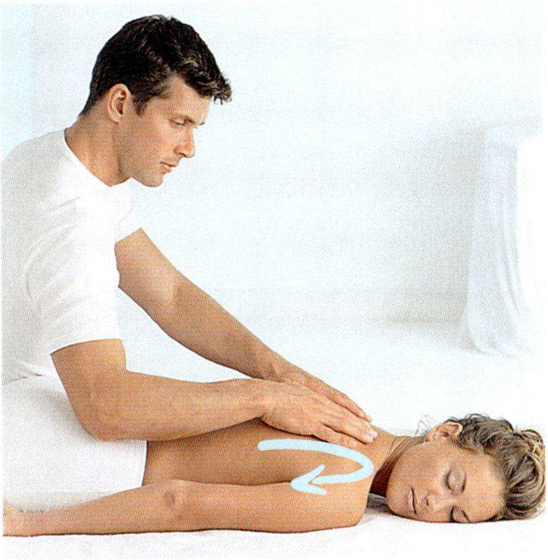

Kontakt aufnehmen mit sanften Streichungen

1 Mit sanften Streichungen nehmen Sie Kontakt auf und verteilen zugleich das Massageöl:

- Legen Sie Ihre Hände behutsam links und rechts der Wirbelsäule in Höhe der Schulterblätter auf. Indem Sie sich leicht vorbeugen, bringen Sie etwas Druck auf Ihre Hände und streichen nach oben zum Nacken und Hinterkopf.
- Dann gleiten Ihre Hände abwärts, an beiden Seiten des Nackens zu den Schultern und weiter bis zu den Oberarmen. Von dort streichen Sie in sanftem Schwung zurück zur Ausgangsposition zwischen den Schulterblättern.
- Wiederholen Sie diese fließende Bewegung 4mal.

2 Die folgende Knetung kann sehr schmerzhaft sein. Achten Sie deshalb auf die Reaktion Ihres Partners, denn zu weh soll es nicht tun!

- Kneten Sie zunächst etwa eine Minute lang die Muskulatur auf beiden Schultern gleichzeitig.

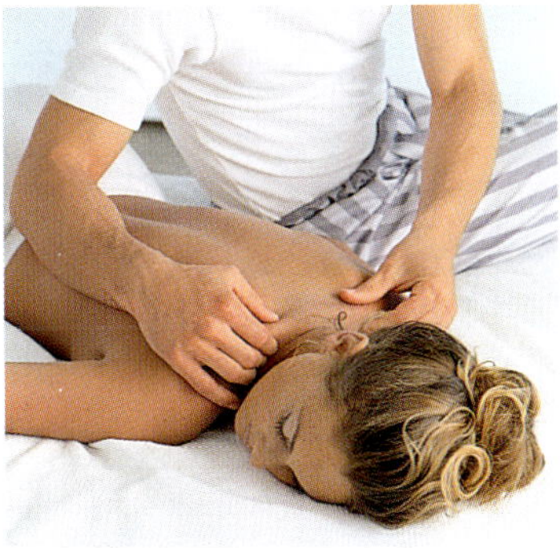

Beide Schultern zugleich kneten

- Beruhigen Sie das Gebiet dann mit wellenförmigen Schwingungen (Seite 28).

Jede Schulter einzeln kneten und ausstreichen

3 Kneten Sie anschließend nur die rechte Seite mit beiden Händen. Arbeiten Sie sich zentimeterweise von der Armkugel zum Haaransatz vor.

- Streichen Sie von dort aus kräftig mit den Fingerspitzen zurück zur Armkugel.
- Wiederholen Sie das Kneten noch 2mal, und massieren Sie die linke Seite genauso.

4 Legen Sie dann beide Daumen links und rechts der Wirbelsäule zwischen die Schul-

Entspannung für Kopf und Rücken

terblätter. Reiben Sie mit etwas Druck gleichzeitig kleine Kreise auf die Haut. Reiben Sie langsam nach oben bis zum Haaransatz, indem Sie abwechselnd in Spiralen und auf der Stelle kreisen.

Von den Schulterblättern bis zum Hals mit den Daumen kreisen …

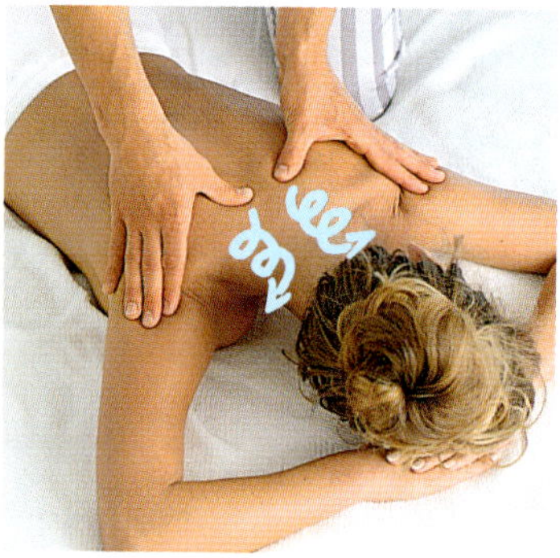

… und den Haaransatz massieren

- Am Haaransatz legen Sie Ihre Daumenkuppen flach auf, üben etwas Druck aus und halten ihn einige Sekunden. Dann lassen Sie mit dem Druck nach, bewegen die Daumen etwas auseinander und drücken wieder.
- Mit dem abwechselnden Drücken und Loslassen massieren Sie langsam am Haaransatz entlang bis zu den Ohren.
- Danach lassen Sie Ihre Daumen wieder leicht zur Ausgangsposition zwischen den Schulterblättern zurückgleiten.
- 3mal wiederholen.

5 Beenden Sie die Massage, indem Sie Schritt 1 (Streichungen) 4mal wiederholen.

Erste Hilfe bei steifem Nacken

Eine besonders wohltuende Partnerübung

Obwohl nicht mit den Händen ausgeführt, zählt die anschließende »Kopfschaukel« zu den angenehmsten Übungen überhaupt:
Durch die langsamen Drehbewegungen werden die Nackenmuskeln auf optimale Weise gedehnt. Versteifungen und Verkrampfungen können sich so allmählich lösen, der Nacken wird wieder beweglicher und schmerzt nicht mehr.

Vor oder nach der Nacken-Schulter-Massage

▶ Sie können die Übung vor oder nach der Nacken- und Schultermassage ausführen. Ihr Partner legt sich bequem und warm zugedeckt auf den Rücken. Sie benötigen ein normales Handtuch, das Sie ausgebreitet unter seinen Kopf legen. Je nachdem, welche Position angenehmer für Sie ist, stehen oder knien Sie am Kopfende.

Den Kopf mit einem Handtuch anheben

1 Beugen Sie sich etwas vor, und nehmen Sie mit jeder Hand ein Handtuchende.

- Heben Sie das Handtuch jetzt ganz vorsichtig ein wenig an, so daß der Kopf Ihres Partners nicht mehr auf der Matratze, sondern im Handtuch liegt. Achten Sie darauf, daß der Kopf sicher und bequem aufliegt.

- Bitten Sie Ihren Partner, sich völlig zu entspannen, ruhig zu atmen und selbst gar nichts zu machen.

2 Ziehen Sie nun langsam an der rechten Seite des Handtuchs, so daß sich der Kopf nach links dreht – so weit, wie es Ihrem Partner möglich und angenehm ist. Wichtig ist, daß

Durch vorsichtiges Ziehen am Tuch den Kopf drehen

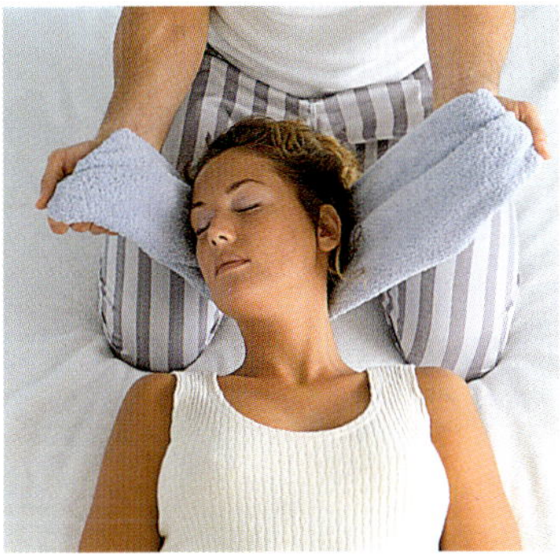

der Partner die Drehungen »mit sich machen läßt«. Darauf sollten Sie unbedingt achten und mit dem Ziehen innehalten, sobald Sie merken, daß er die Bewegungen selbst ausführt.

- Danach bringen Sie den Kopf langsam wieder in Ausgangsposition (Mittellage), indem Sie vorsichtig am linken Ende des Handtuchs ziehen.
- Warten Sie ein paar Sekunden, und ziehen Sie dann weiter, so daß sich der Kopf zur rechten Seite drehen kann.
- 3mal wiederholen.

Wenn der Rücken überlastet ist

Ursachen für Rückenschmerzen

Jeder dritte Bundesbürger leidet unter Rückenschmerzen – eine besorgniserregende Bilanz, zumal festgestellt wurde, daß Menschen mit chronischen Rückenschmerzen oft über Jahre hinweg vieles falsch gemacht haben: Sie schlafen auf zu weichen Matratzen, tragen falsches Schuhwerk, sitzen stundenlang auf rückenfeindlichen Arbeits- und Wohnmöbeln. Sie bewegen sich zu wenig oder zu extrem (Hochleistungssportler!), ernähren sich falsch und leiden zudem unter Dauerstreß.

Oft auch Ausdruck seelischer Probleme

Auch das seelische Befinden kann sich auf die Körperhaltung auswirken und zu Schmerzen im Rücken führen: Wenn Sie beispielsweise innerlich »die Haltung verlieren«, sich traurig und deprimiert fühlen, werden Sie unbewußt eine gebeugte Körperhaltung einnehmen, die auf Dauer zu ausgeprägten Muskelverspannungen des gesamten Rückens führt.

Rückenbeschwerden können auch dann entstehen, wenn Sie krampfhaft darum bemüht sind, Ihre innere Haltung unter allen Umständen zu bewahren. In diesem Fall verharren Ihre Rückenmuskeln in starrer An-

Entspannung für Kopf und Rücken

strengung, was Sie mit der Zeit ebenfalls äußerst schmerzhaft zu spüren bekommen.

Aktiv gegen den Schmerz

Neben einer allgemeinen Umstellung der Lebensgewohnheiten, Rückenschulung und -gymnastik helfen regelmäßige Rückenmassagen, die Schmerzen in diesem Bereich zu lindern, verhärtete Muskeln zu lockern und Körper und Seele in einen heilsamen Entspannungszustand zu versetzen.

Hier hilft die Massage

Eine Rückenmassage hilft bei
- Beschwerden durch Wirbelsäulenverkrümmung (Skoliose)
- leichten Ischiasbeschwerden
- Kreuzschmerzen während der Schwangerschaft (Seite 66)
- Kreuzschmerzen vor oder während der Menstruation
- streßbedingten Verspannungen der Rückenmuskulatur
- allgemeinen Erschöpfungszuständen und Nervosität

Ein Tip!

Überprüfen Sie Ihre Lebensgewohnheiten:
- Bei häufigem Streß hilft eine Entspannungstechnik wie Autogenes Training.
- Achten Sie auf bequeme Schuhe. Zu enge und hohe Schuhe führen zu verkrampfter Haltung und belasten den Rücken.
- Rückenfreundliche Sportarten sind zum Beispiel Rückenschwimmen, Wirbelsäulengymnastik, Yoga oder Walking.

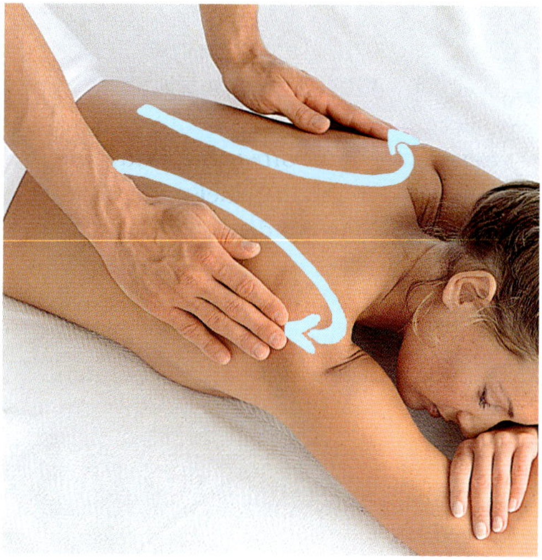

Die Rückenmassage

Auch diese Partnermassage beginnt wieder mit sanftem Streichen.

▶ Vorbereitung siehe Seite 29. Rezepturen für entspannende, wohltuende Massageöle finden Sie auf Seite 36.
Wichtig ist, daß Ihr Partner bequem liegt. Hilfreich sind kleine Kissen und Nackenrollen (Seite 32). Der Körper ist unbekleidet und in warme Decken gehüllt. Sie knien oder stehen seitlich neben Ihrem Partner. Wenn Ihre Massagepartnerin schwanger ist, muß die Rückenmassage in sitzender Position (Seite 43) oder in Seitenlage ausgeführt werden (Seite 33).

1 Verreiben Sie zunächst das erwärmte Massageöl zwischen Ihren Handflächen, und legen Sie beide Hände auf den unteren Rücken.

Den Rücken ausstreichen

- Bringen Sie etwas Druck auf die Hände, indem Sie sich leicht vorbeugen, und streichen Sie in einer fließenden Bewegung auf den Muskelsträngen links und rechts der Wirbelsäule aufwärts in Richtung Nacken.
- Von dort streichen Sie über die Schultern zur seitlichen Rückenpartie hin, lassen Ihre Hände dann abwärts Richtung Gesäß gleiten – und führen sie in einem Halbkreis wieder nach innen zur Wirbelsäule.
- Sie befinden sich jetzt in der Ausgangsposition, von wo aus Sie erneut aufwärts streichen können.
- 6mal wiederholen.

Tiefenwirksam mit den Knöcheln aufwärts schieben …

2 Für tiefenwirksame Streichungen setzen Sie nun die Fingerknöchel ein.

- Dazu winkeln Sie Ihre Finger zu einer halb geöffneten Faust und legen die Fingerrücken auf den unteren Rückenabschnitt links und rechts der Wirbelsäule. Schieben Sie beide Hände mit Druck Richtung Nacken.

… und zurück streichen

- Am Nackenansatz öffnen Sie Ihre Hände, ohne jedoch den Hautkontakt zu unterbrechen, so daß Ihre Handinnenflächen aufliegen.
- Über Schultern und Armkugeln streichen Sie an den Außenseiten des Rückens wieder zurück zur Ausgangsposition am unteren Rücken.
- 3mal wiederholen.

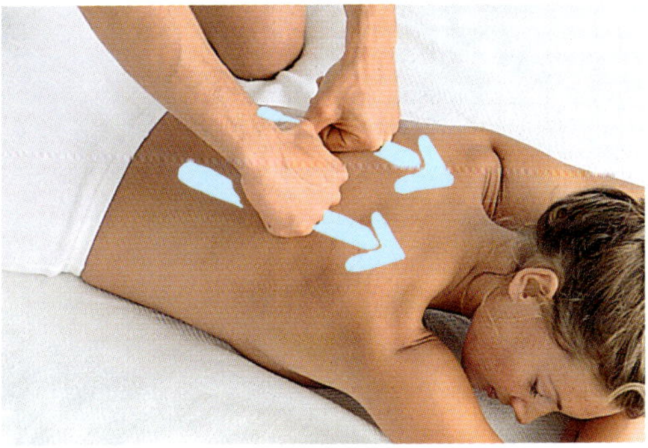

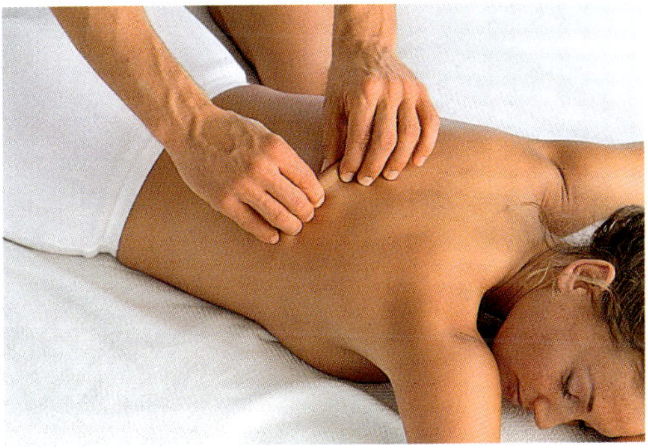

Die Rückenmuskeln beidseitig der Wirbelsäule kneten

3 Kneten Sie nun die gegenüberliegenden Rückenmuskeln: Das heißt, wenn Sie links vom Partner stehen, kneten Sie zuerst die rechte Seite, und umgekehrt.

- Fassen Sie dazu mit beiden Händen eine Hautfalte am unteren Rücken zwischen Wirbelsäule und Hüfte, und kneten Sie sie sorgsam durch.

Entspannung für Kopf und Rücken

- Kneten Sie nach oben bis zum Nackenrand, und lassen Sie dann beide Hände wieder zurück zum unteren Rückenrand gleiten.
- Führen Sie die Knetungen nochmals aus, bevor Sie auf die andere Seite wechseln.

4 Mit Reibungen können Sie kleine Muskelhärten aufspüren und auflösen:

Mit den Daumen neben der Wirbelsäule Kreise reiben

- Legen Sie beide Hände wieder unten auf den Rücken, und reiben Sie mit den nicht zu steil angewinkelten Daumen kleine Kreise auf die Muskelstränge links und rechts der Wirbelsäule.

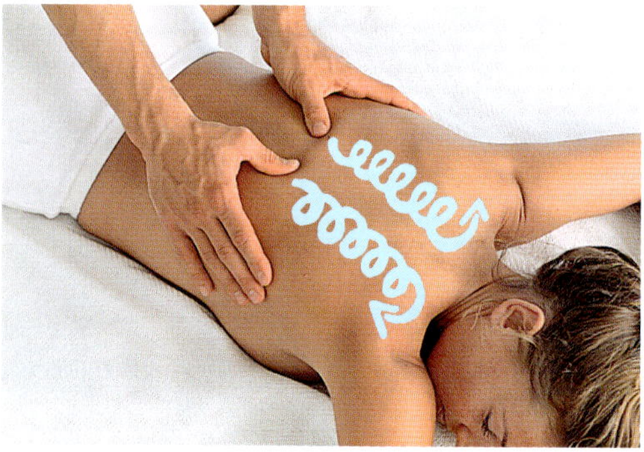

- Arbeiten Sie sich zentimeterweise nach oben vor, indem Sie eine Spirale beschreiben, danach wieder auf der Stelle kreisen, und so weiter.
- Am Nackenrand angekommen, lassen Sie Ihre Handflächen zurück nach unten zur Ausgangsposition gleiten, von wo aus Sie die Reibungen noch 2mal wiederholen.

5 Sind die Rückenmuskeln sehr verspannt, sollten Sie beide Seiten nochmals einzeln bearbeiten. Sie beginnen wieder am unteren Rücken:

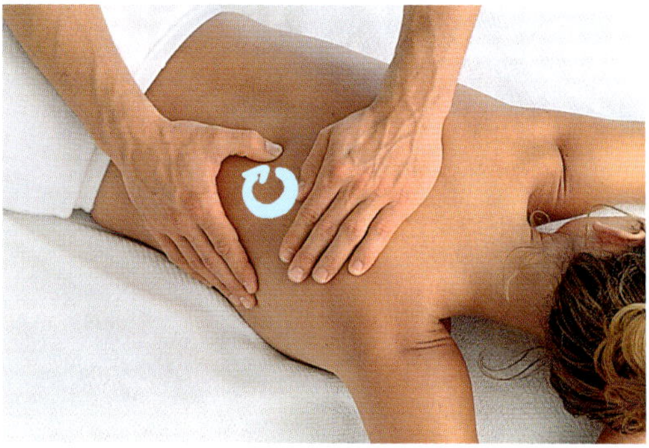

Jede Seite einzeln mit den Daumen reiben

- Legen Sie eine Hand immer vor die zu behandelnde Stelle, während die andere mit dem Daumen kleine Spiralen im Uhrzeigersinn in die Haut reibt.
- So arbeiten Sie sich zentimeterweise aufwärts bis zum Haaransatz. Von dort gleiten Sie mit den Handflächen zurück.
- Wiederholen Sie dies 2mal, bevor Sie sich der anderen Seite des Rückens zuwenden.

Abschließen mit Streichungen

6 Beenden Sie die Massage mit den in Schritt 1 und 2 beschriebenen leichten und tiefenwirksamen Streichungen (jeweils 3mal wiederholen).

Selbsthilfe Fußreflexzonenmassage

Wenn kein Partner zur Stelle ist, der Ihnen Verspannungen im Rückenbereich lindern könnte, hilft eine Massage der entsprechenden Fußreflexzonen (ohne Massageöl!). Wie die Illustration zeigt, befinden sich die Reflexpunkte des Rückens entlang der Fußgewölbe beider Füße.

Die Reflexzonen des Rückens

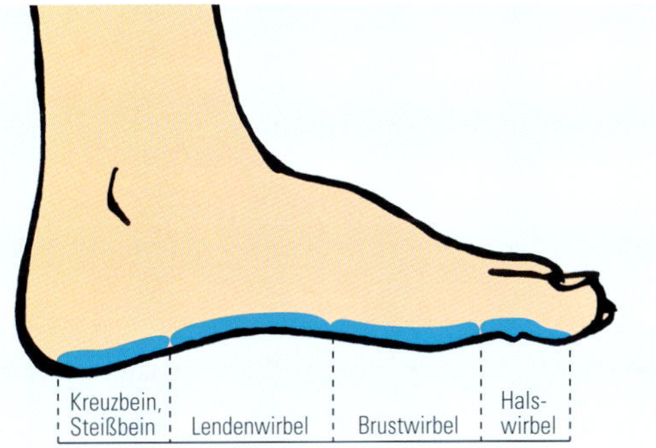

▶ Setzen Sie sich bequem hin, und legen Sie einen Fuß quer über den Oberschenkel des anderen Beins.

- Stabilisieren Sie den Fuß mit einer Hand, während Sie den Daumen der anderen Hand auf den großen Zeh, unterhalb des ersten Gelenks legen.
- Reiben Sie mit dem Daumen mit etwas Druck kleine Spiralen entlang der Fußinnenkante abwärts in Richtung Ferse. Arbeiten Sie sich dabei ganz

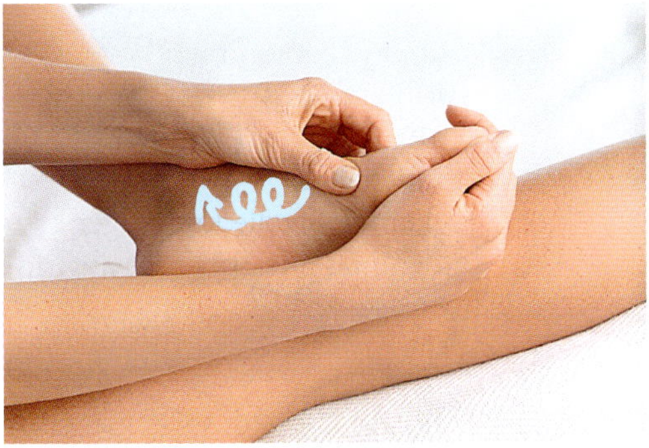

langsam millimeterweise vor. Die Stellen, an denen Sie Schmerzen verspüren, entsprechen den schmerzenden Rückenabschnitten. Widmen Sie diesen Zonen besonders viel Aufmerksamkeit, indem Sie etwa 10 Sekunden lang kreisend auf der Stelle massieren.

Das Fußgewölbe kreisend reiben

- Von der Ferse streichen Sie mit dem Daumen zurück zur Ausgangsposition.
- Führen Sie die Reibungen noch 2mal aus, bevor Sie zum anderen Fuß wechseln.

Ein Tip!

Das unterstützt die Wirkung der Massage: Nehmen Sie ein warmes Fußbad (36 bis 38 °C). Machen Sie während des Bads Fußgymnastik: Zehen spreizen, Füße dehnen und strecken. Anschließend abtrocknen und mit einer pflegenden, beruhigenden Ölmischung einreiben: 3 Tropfen Neroliöl in 2 Eßlöffeln Mandelöl.

Wohltat für Magen und Darm

Bauch und Seele streicheln

Der gesamte Bauchbereich ist ein besonders sensibles Körpergebiet, das sich durch Massage gut beeinflussen läßt.

Allgemein wohltuend

Auf das Allgemeinbefinden wirkt sich eine Bauchmassage harmonisierend und spannungslindernd aus. Bei Darmträgheit wirkt sie wahre Wunder und verhilft zu einer geregelten Verdauung. Auch Unterleibsschmerzen während der Menstruation lassen sich wohltuend lindern.

Ursachen der Beschwerden ergründen

Beschwerden im Magen-Darm-Bereich können mit falscher Ernährung, hastigem Essen, Bewegungsmangel, Streß oder »unverdaulichen« Konflikten zu tun haben. Deshalb ist es wichtig, die Ursachen zu ergründen und möglichst zu beheben.

Hier hilft die Massage

Eine Bauchmassage hilft bei
- Ängsten, innerer Unruhe,
- nervösem Magen,
- Appetitmangel,
- Verdauungsbeschwerden wie Verstopfung, Völlegefühl, Blähungen, Magendruck und Magenverstimmungen,
- Menstruationsschmerzen.

Bauchmassage durch Atmen

Bewußt in den Bauch zu atmen, fördert nicht nur Ihr allgemeines Wohlbefinden, indirekt werden so auch alle Bauch- und Verdauungsorgane massiert und angeregt: Atmen Sie durch die Nase ein, und ziehen Sie die Luft nach unten bis zum Unterleib, so daß sich der Bauch nach außen wölbt. Dann lassen Sie die Luft langsam durch den Mund wieder hinausströmen. Nach einer kleinen Atempause atmen Sie wieder entspannt ein. 5mal wiederholen.
Wenden Sie diese Technik mehrmals täglich an – im Liegen oder im Stehen.

Die Bauchmassage

Als Partner- oder Selbstmassage geeignet

▶ Vorbereitung siehe Seite 29, Rezepturen für entspannende Massageöle Seite 36.
Für eine Partnermassage des Bauches liegt der Partner in bequemer Rückenlage (Seite 32). Sie stehen oder knien seitlich von ihm. Zur Selbstmassage legen Sie sich ebenfalls am besten bequem auf den Rücken.

Bauch und Seele streicheln

Nie den vollen Bauch massieren

Wichtig: Wer massiert wird, darf unmittelbar vor der Bauchmassage nichts gegessen und nicht viel getrunken haben. Einen vollen Magen zu massieren, ruft sehr unangenehme Gefühle hervor, was bis zu Übelkeit gehen kann.

1 Verreiben Sie das erwärmte Massageöl zwischen Ihren warmen (!) Händen, und legen Sie sie behutsam auf den Unterleib.

- Lassen Sie die Hände dort ein paar Sekunden ruhen, um in aller Ruhe Kontakt aufzunehmen.
- Danach streichen Sie langsam mit leichtem Druck über den Bauch und das Brustbein bis zu den Schultern.

Bauch und Brust ausstreichen

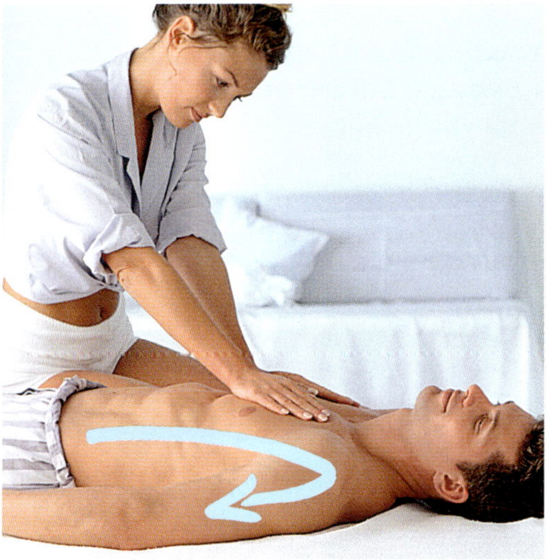

- Von dort gleiten Ihre Hände an den Körperaußenseiten zur Ausgangsposition zurück.
- 3mal wiederholen.

2 Lassen Sie eine Hand passiv auf den unteren Rippen ruhen, ohne sich jedoch dabei abzustützen.

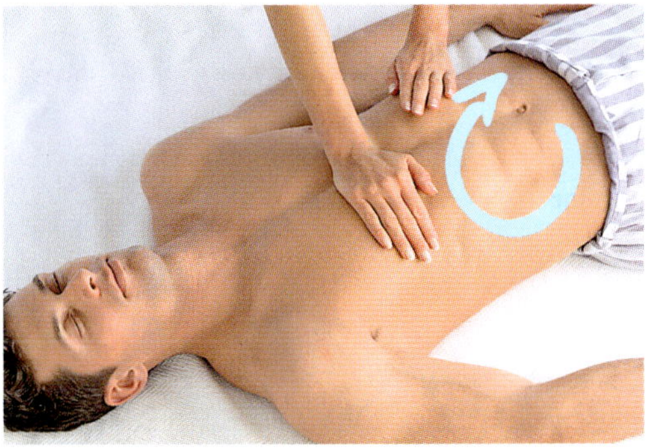

Sanft im Uhrzeigersinn über den Bauch streichen

- Mit der anderen Hand beginnen Sie unterhalb des Bauchnabels, im Uhrzeigersinn weite Kreise zu beschreiben, mit ganz sanftem Druck.
- 10mal wiederholen.

3 Legen Sie Ihre Hände rechts und links auf den Bauch, und beschreiben Sie mit beiden Händen im Uhrzeigersinn einen großen Kreis:

- Während die rechte Hand den Kreis nach unten zieht, streicht die linke nach oben. Wenn die Kreisbewegung weitergeführt wird, kreuzen sich Ihre Hände. Heben Sie jetzt die

Wohltat für Magen und Darm

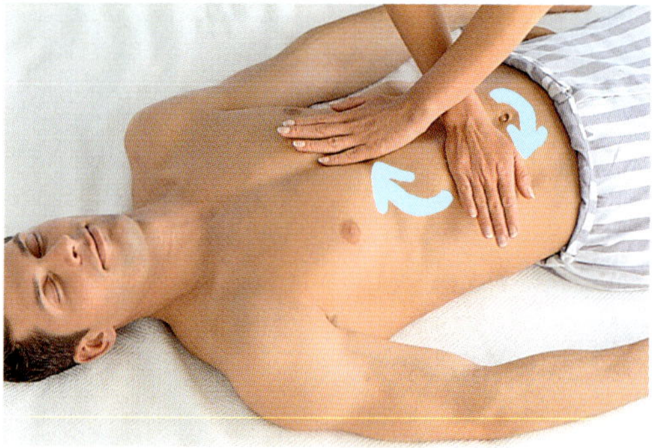

Mit beiden Händen versetzt kreisen

linke Hand über die rechte, und legen Sie sie gleich wieder auf den Bauch.

- Versuchen Sie, beim Anheben und Kreuzen der Hände einen fließenden Rhythmus beizubehalten, so daß der Partner beziehungsweise Sie selbst das Gefühl haben, es würde sich um eine zusammenhängende Kreisbewegung handeln.
- 6mal wiederholen.

4 Um die Durchblutung der Bauchmuskeln anzuregen und sie zu entspannen, wird der gesamte Bauchraum mit der Knettechnik massiert.
Sie behandeln zunächst die rechte Seite, bei der Partnermassage von der linken Körperseite aus (später dann umgekehrt).

Die Taille »durchwalken«

- Der besonders fleischige Teil seitlich an der Taille wird mit zwei Händen gleichzeitig aufwärts zum Rippenbogen kräftig gewrungen und durchgewalkt.
- Danach kneten Sie mit etwas sanfterem Druck mit Ihren Fingerspitzen die Bauchdecke: Kneten Sie von der Körpermitte aus nach rechts zur Taille hin, und streichen Sie mit den Fingerkuppen leicht zurück zur Mitte.

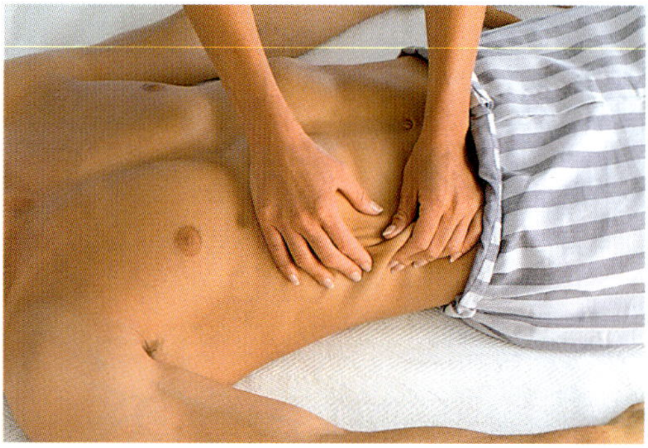

Die Bauchdecke von der Mitte zur Taille hin kneten

- Legen Sie die Finger neben den bereits massierten Bereich, und kneten Sie wieder Richtung Taille. Arbeiten Sie sich so in mehreren Reihen quer über den Bauch.
- Wiederholen Sie die gesamte Knetung noch einmal, und wechseln Sie dann zur linken Körperseite.

Abschließend wieder ausstreichen

5 Beenden Sie die Bauchmassage, indem Sie die in Schritt 1 bis 3 beschriebenen Streichungen 3mal wiederholen.

Erleichterung für Arme und Beine

Arme und Hände, Beine und Füße leisten täglich Schwerstarbeit. Während wir mit unzähligen Handgriffen und Armbewegungen unseren Alltag meistern, müssen Beine und Füße unser gesamtes Körpergewicht tragen.

Die große tägliche Belastung ausgleichen

In Beruf und Sport werden sie großen Belastungen ausgesetzt: Berufe, die vorwiegend im Stehen ausgeübt werden, oder sportliche Höchstleistungen können zu chronischen Beschwerden der Arm- und Beinmuskulatur führen.
Falsches Schuhwerk spielt bei Verkrampfungen der Beine und Füße eine ebenso große Rolle. Aber auch Bewegungsmangel durch vorwiegend sitzende Tätigkeiten führt dazu, daß die Muskeln schlecht durchblutet, schlaff und untrainiert sind, was zu Muskelkrämpfen und bei Beanspruchung zu Muskelkater führen kann.
Die Massage der Gliedmaßen ist wohltuend und entspannend, und sie hilft bei vielen Beschwerden, die durch Überbelastung oder Unterforderung entstehen können.

Hier hilft die Massage

Die Massage der Gliedmaßen hilft bei

- Verspannungen der Arm- und Beinmuskulatur,
- Muskelkrämpfen,
- Durchblutungsstörungen (kalte Hände und Füße),
- geschwollenen Armen/Beinen durch zu langes Sitzen/Stehen.

Neue Energie für Arme und Hände

Loslassen im wahrsten Sinne des Wortes

Weil uns hier Verspannungen oft gar nicht bewußt sind, ist eine Massage an Händen und Armen – das passive Geschehenlassen, das Lockern und Ausstreichen – eine besondere Wohltat. Denn innerliches Loslassen hängt sehr von der Entspannung unserer »Greif- und Festhalteorgane« ab.

Ein Tip!

Reines Kokosöl wirkt regenerierend und pflegend und ist für beanspruchte, trockene Hände und Fingernägel wahrer Balsam. Deshalb eignet es sich sehr gut zur Massage, aber auch zur täglichen Handpflege.

Erleichterung für Arme und Beine

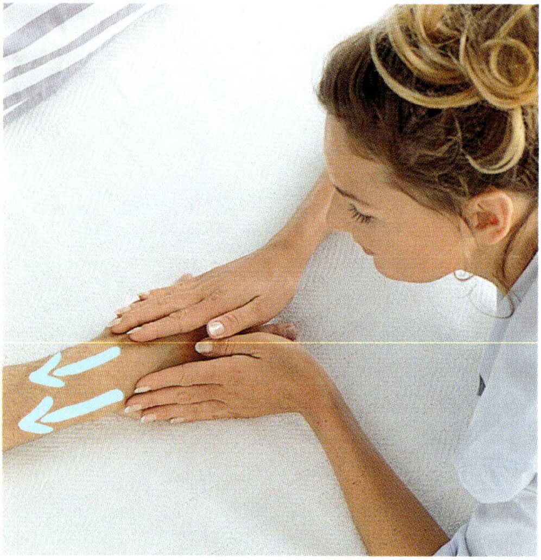

Zum Auftakt Hände und Arme ausstreichen

Partnermassage der Arme

▶ Vorbereitung siehe Seite 29.
Ihr Partner macht Arme und Schultern frei. Er kann sich auf den Rücken legen oder auf einen bequemen Stuhl oder Sessel mit Armlehnen setzen. Sie knien oder stehen vor dem zu behandelnden Arm.

Zuerst ist der rechte Arm dran

1 Beginnen Sie mit einer leichten Streichmassage des rechten Arms:

- Verreiben Sie ausreichend Massageöl in Ihren Händen (bis zu 1 Eßlöffel, wenn die Arme sehr behaart sind), und legen Sie sie auf die rechte Hand.
- Streichen Sie aufwärts zum Ellenbogen und weiter über den Oberarm und die Armkugel bis zur Schulter.
- Dann lassen Sie Ihre Hände sanft zurückgleiten.
- 4mal wiederholen.

2 Verstärken Sie den Druck auf Ihre Hände für die tiefenwirksamen Streichungen:

- Umfassen Sie das Handgelenk so, daß eine Hand außen und die andere innen herumgreift.
- Streichen Sie kräftig aufwärts bis zum Ellenbogen, verringern Sie dort kurz den Druck, und fahren Sie dann mit dem kräftigen Streichen am Oberarm fort.

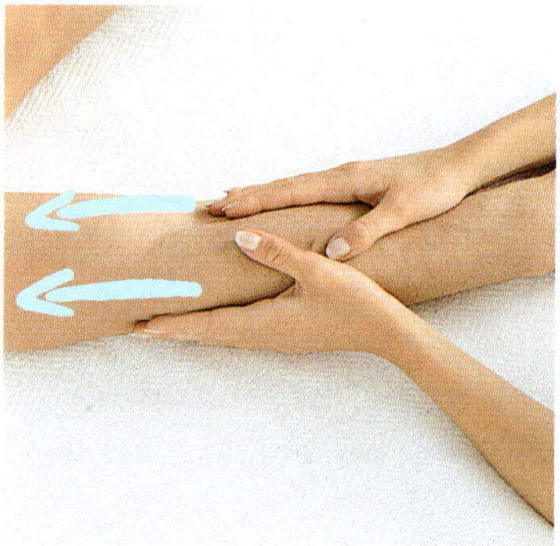

Den Arm tiefenwirksam ausstreichen

- Am Schultergelenk angekommen, lassen Sie die Hände sanft zurückgleiten.
- 3mal wiederholen.

3 Nun folgen die Knetungen: Beginnen Sie auf der Armkugel, die von einem wichtigen Muskel (Deltamuskel) überzogen ist.

Neue Energie für Arme und Hände

Den Deltamuskel kneten

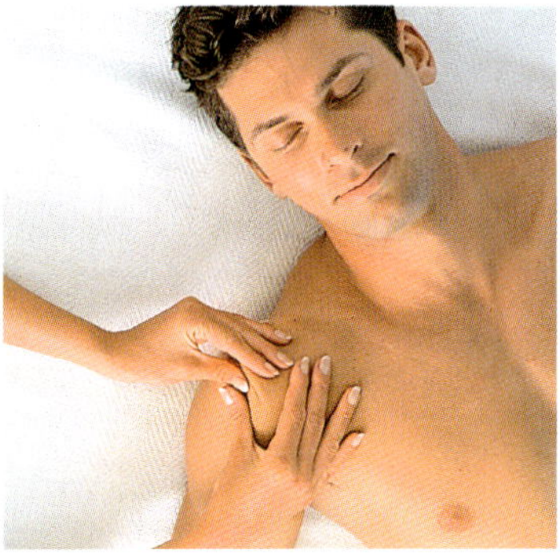

- Kneten Sie mit allen Fingerspitzen die Schulter aufwärts bis zum Nackenrand.
- Von dort gleiten die Fingerspitzen zurück bis über die Armkugel.
- Wiederholen Sie die Knetungen noch 2mal.

4 Um den Bizeps an der Vorderseite des Oberarms zu kneten, beginnen Sie etwas oberhalb des Ellenbogens und kneten aufwärts zur Armkugel. Pressen und walken Sie diesmal nur mit der rechten Hand, während die linke das Ellenbogengelenk stützend umfaßt.

Den Bizeps am Innenarm kneten …

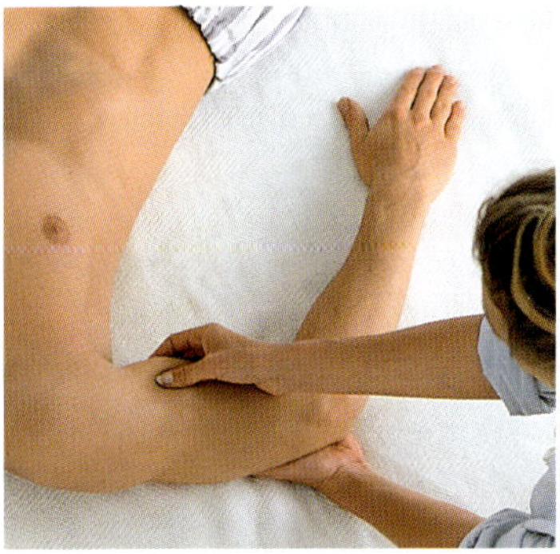

- Streichen Sie mit der Rechten leicht zum Ellenbogen zurück, und kneten Sie dann den Trizeps, der sich hinten am Oberarm befindet:
Diesmal arbeitet die linke Hand, während die rechte den Ellenbogen stützend umfaßt.
- Führen Sie das abwechselnde Kneten insgesamt 3mal durch.

… und den Trizeps außen am Arm

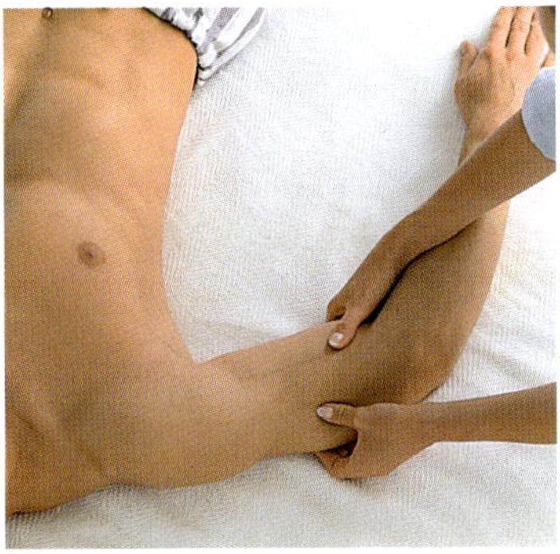

5 Den rechten Unterarm kneten Sie ebenfalls mit abwechselnden Handgriffen:

Den Unterarm innen kneten

- Während Ihre linke Hand den Unterarm am Handgelenk stützt, kneten Sie mit der rechten Hand an der Arminnenseite entlang aufwärts bis zur Ellenbeuge.
- Mit einem leichten Strich gleitet die Arbeitshand zurück zum Handgelenk.
- Dort wechseln Sie die Hände, so daß Sie mit der rechten stüt-

Erleichterung für Arme und Beine

Den Unterarm außen kneten

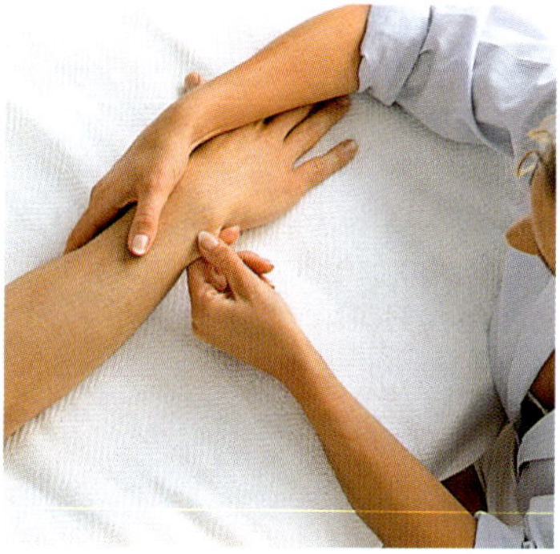

zen und mit der linken Hand an der Armaußenseite kneten.
- 3mal wiederholen.

... und der Hände

Wieder rechts beginnen

6 Umfassen Sie mit beiden Händen die nach oben geöffnete rechte Hand des anderen.
- Legen Sie beide Daumen nebeneinander auf die Handinnenfläche oberhalb der Fingergelenke, und streichen Sie mit beiden Daumen gleichzeitig zum Handgelenk hin.

Die Handinnenfläche ausstreichen

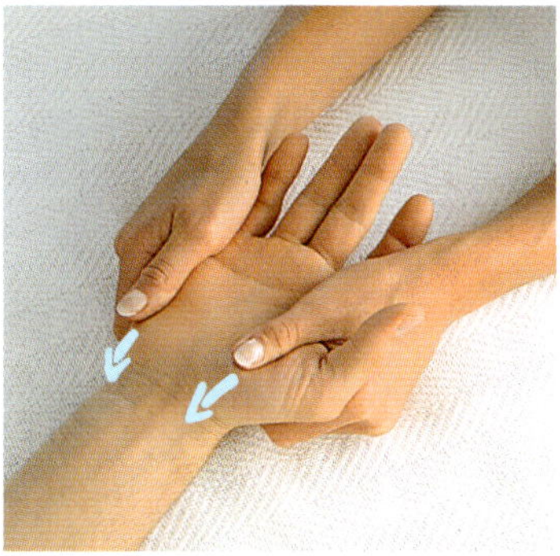

- Danach gleiten die Daumen wieder zurück und streichen noch 3mal auf und ab.
- Reiben Sie dann mit beiden Daumen kleine Spiralen auf die Haut, und zwar wieder an den Fingergelenken beginnend aufwärts bis zum Handgelenk.

In Spiralen reiben

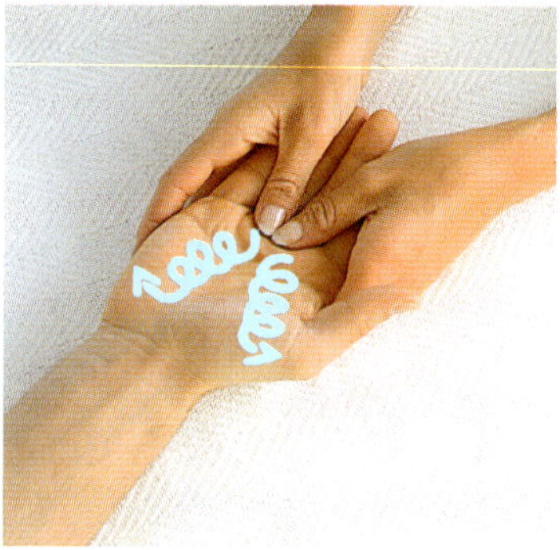

- Streichen Sie von dort leicht zurück, und wiederholen Sie die Reibungen noch 3mal.

7 Drehen Sie nun den Arm Ihres Partners behutsam, so daß die Hand mit der Innenfläche auf Ihren Händen liegt.

Den Handrücken ausstreichen

- Sie massieren jetzt die Muskeln zwischen den Fingern, indem Sie mit beiden Daumen gleichzeitig von den »Schwimmhäuten« des Kleinfingers und Daumens ausgehend aufwärts zum Handgelenk streichen.
- Dann folgt ein leichter Strich zurück, und Sie legen die Daumen auf den Zwischenbereich von Ring- und Zeigefinger. Von

Zwischen den Fingerknochen streichen

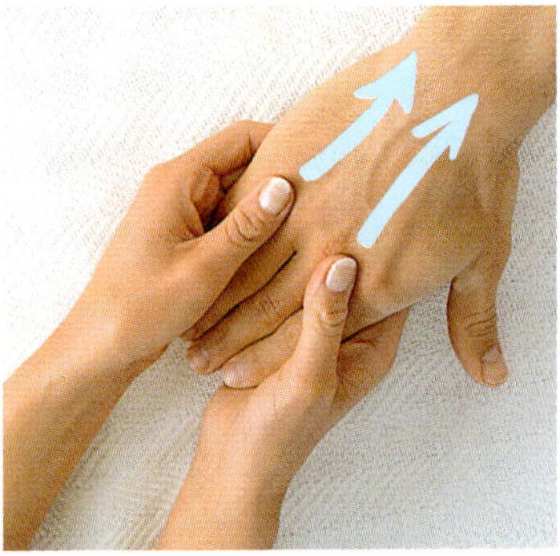

hier aus streichen Sie wieder aufwärts zum Handgelenk.

- Wiederholen Sie die Streichungen aller Zwischenfingermuskeln insgesamt 4mal.

8 Stützen Sie mit Ihrer linken Hand die Ihres Partners.

Jeden Finger einzeln massieren

- Nehmen Sie den Daumen in Höhe des Nagels zwischen Ihren rechten Daumen und Zeigefinger, und rollen Sie ihn dazwischen hin und her.
- Nach einer Weile rutschen Sie ein Stück höher und rollen den Daumen an dieser Stelle.

Auf diese Weise arbeiten Sie sich langsam nach oben bis zum Fingergelenk vor.

- Danach massieren Sie Zeige-, Mittel-, Ring- und Kleinfinger in gleicher Weise.
- Pro Finger sind zwei Durchgänge empfehlenswert.

9 Beenden Sie die Massage mit einer entstauend und durchblutungsfördernd wirkenden Aufwärtsstreichung:

- Mit der einen Hand fixieren Sie die Hand Ihres Partners am Handgelenk. Mit der anderen umfassen Sie den Unterarm in gleicher Höhe.
- Streichen Sie nun in fließender Bewegung mit festem Druck am Innenarm entlang aufwärts über den Unterarm zum Ellenbogen und weiter über den Oberarm zum Schultergelenk. Dabei schieben Sie die Haut vor sich her und pressen damit die Gefäße regelrecht aus.

Den Arm kräftig ausstreichen

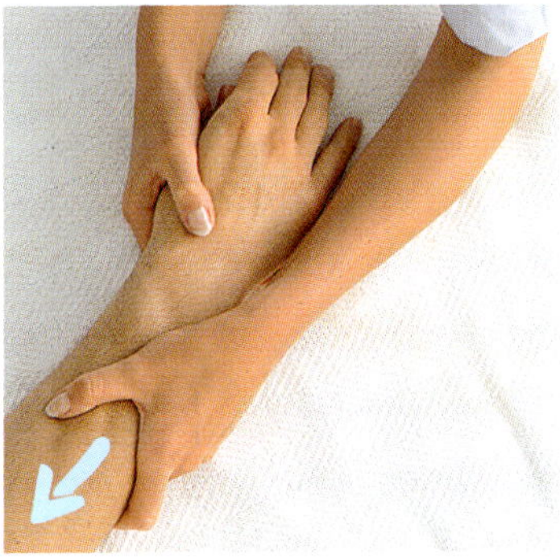

- Am Schultergelenk angekommen, lassen Sie Ihre Hand ganz leicht zurückgleiten.
- Führen Sie diesen Strich noch 2mal durch.

Und nun: linker Arm und linke Hand

10 Anschließend wenden Sie sich dem linken Arm und der linken Hand Ihres Partners zu und führen die Schritte 1 bis 9 gegengleich aus.

Entlastung für Beine und Füße

Nicht bei Krampfadern anwenden

Wichtig: Wenn Ihr Partner oder Ihre Partnerin unter Krampfadern leidet, darf die Massage der Beine nicht durchgeführt werden. Bei leichteren Beschwerden fragen Sie immer erst den Arzt um Rat.

Partnermassage der Beine

▶ Vorbereitung siehe Seite 29. Ihr Partner legt sich erst auf den Bauch, später auf den Rücken. Sie stehen oder knien immer seitlich neben dem zu behandelnden Bein, bei der Fußmassage direkt vor den Füßen.

Schöne Beine und Füße

- Laufen Sie oft barfuß. Tragen Sie bequeme Schuhe, und wechseln Sie täglich ab.
- Treiben Sie regelmäßig Sportarten wie Schwimmen, Radfahren, Walking.
- Verzichten Sie auf Rolltreppe und Aufzug, und steigen Sie stattdessen Treppen.
- Im Sitzen die Beine nicht übereinanderschlagen, sondern die Füße flach auf den Boden stellen oder hochlegen.
- Tägliche Wechselfußbäder (kalt abschließen) sorgen für gute Durchblutung.
- Ernähren Sie sich vollwertig und salzarm, und trinken Sie viel (Wasser, Kräutertees).

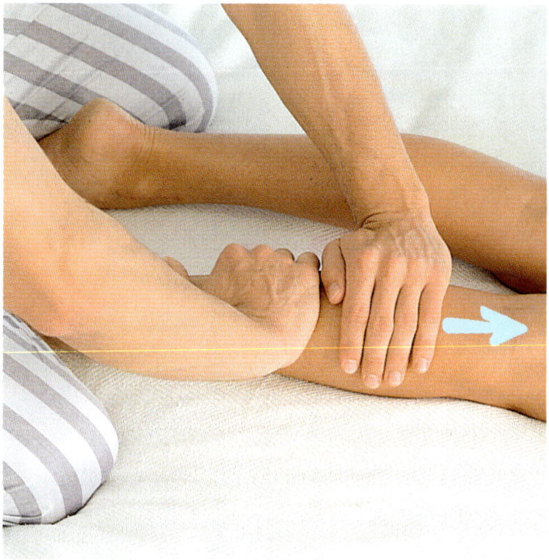

Der Oberkörper Ihres Partners sowie das nicht behandelte Bein sind in warme Decken eingehüllt, bei der Fußmassage sind beide Beine bedeckt.

Zu Beginn an der Rückseite des Beins sanft aufwärts streichen

1 Zunächst wird die Rückseite des rechten Beins massiert:

- Verreiben Sie Massageöl in Ihren Händen (bei starker Beinbehaarung brauchen Sie insgesamt zwei Eßlöffel), und legen Sie die Hände, mit den Fingerspitzen zur Mitte, versetzt übereinander auf das Fußgelenk.
- Umfassen Sie das Bein, und streichen Sie mit beiden Händen mit etwas Druck nach oben über Kniekehle und Oberschenkel bis zum Gesäßrand.
- Dort ziehen Sie Ihre Hände etwas auseinander und lassen

Entlastung für Beine und Füße

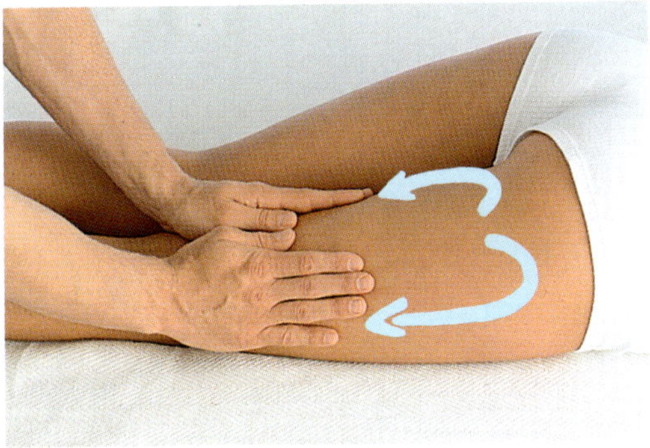

Seitlich mit den Händen abwärts-streichen

sie leicht an der Beinaußen- und -innenseite abwärts gleiten.
- 6mal wiederholen.

2 Nun folgt die Massage des Oberschenkels:

Die Bein-innenseite kneten

- Umfassen Sie das Bein an der Kniekehle mit beiden Händen, wobei die rechte Hand lediglich ruht, während Sie mit der linken Hand langsam an der Innenseite des Beins aufwärts Richtung Gesäßrand kneten.

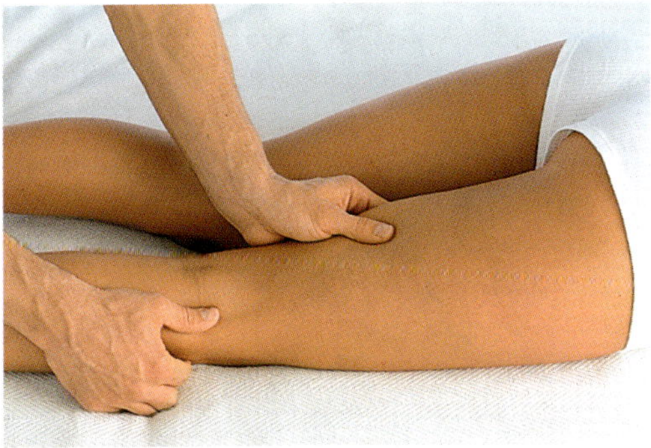

- Von dort gleitet Ihre Hand mit einer leichten Abwärtsstreichung zurück zum Ausgangspunkt (3mal wiederholen).

Die Außenseite kneten

- Umfassen Sie dann wieder das Bein an den Kniekehlen. Während die linke Hand jetzt passiv ist, kneten Sie mit der rechten die Muskeln der Beinaußenseite aufwärts bis zum Gesäßrand durch.
- Mit einer leichten Abwärtsstreichung gleiten Sie zurück zum Ausgangspunkt (3mal wiederholen).

3 Bereiten Sie nun die Wadenmuskulatur durch tiefenwirksame Streichungen auf die Massage vor:

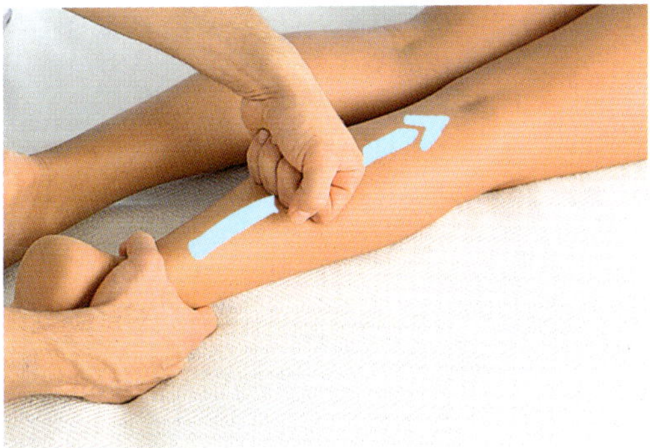

Die Achillessehne tiefenwirksam ausstreichen

- Umfassen Sie mit der einen Hand das Bein am Fußgelenk. Die andere Hand ballen Sie zur Faust und legen die Fingerrücken auf den Bereich der Achillessehne.

Durch leichtes Vorneigen Ihres Oberkörpers üben Sie Druck auf die Hand aus und streichen

Erleichterung für Arme und Beine

langsam aufwärts bis zur Kniekehle.

- Dort drehen Sie Ihre Hand im Handgelenk, öffnen die Faust und streichen mit der Handinnenfläche sanft zur Ferse zurück. (3mal wiederholen)

Die Wade in Spiralen reiben

4 Umfassen Sie mit beiden Händen das Fußgelenk, so daß die Daumen oben auf der Achillessehne liegen, die übrigen Finger rund ums Bein.

- Geben Sie nun Druck auf die Daumen, und reiben Sie in kleinen Spiralen die Wade hinauf.
- An der Kniekehle angekommen, lassen Sie Ihre Daumen leicht zurückgleiten und wiederholen die Reibungen 2mal.

Abschließend ausstreichen

5 Beenden Sie die Massage der rechten Beinhinterseite mit den in Schritt 1 beschriebenen Streichungen (3mal).

Und nun das linke Bein

6 Nun wechseln Sie zum linken Bein und führen dort alle Handgriffe gegengleich aus.

Die Beinvorderseiten behandeln

7 Damit Sie die Beinvorderseiten massieren können, muß sich Ihr Partner nun auf den Rücken legen.

- Massieren Sie wieder zuerst das rechte, dann das linke Bein, und zwar mit den in Schritt 1 bis 5 beschriebenen Griffen. Die tiefenwirksame Streichung (Schritt 3) sollten Sie allerdings weglassen, da dies auf dem Schienbein nicht möglich ist, und bei Schritt 4 nicht zu kräftig reiben.

Die Beine »auspressen«

8 Sie beenden die Beinmassage mit einem entstauenden Massagegriff:

- Umfassen Sie das Bein am Fußgelenk mit beiden Händen. Üben Sie Druck auf Ihre Hände aus, und halten Sie das Bein fest umschlossen. Streichen Sie an der Beinaußen- und -innenseite langsam aufwärts bis zur Hüfte.
- Von dort lassen Sie Ihre Hände leicht zurückgleiten und wiederholen die »Auspreßstreichung« noch 2mal.

... und der Füße

Wichtig: Sollte Ihr Partner an den Füßen sehr kitzelig sein, müssen Sie von Anfang an beherzt und mit festem Druck massieren.

Beginnen Sie wieder rechts

9 Verreiben Sie nur ein paar Tropfen Massageöl auf Ihren Händen, und umfassen Sie den rechten Fuß an der Ferse.

- Üben Sie etwas Druck aus, und streichen Sie mit beiden Händen gleichzeitig entlang den Fußkonturen nach oben zu den Zehen. Ohne den Druck zu vermindern, streichen Sie

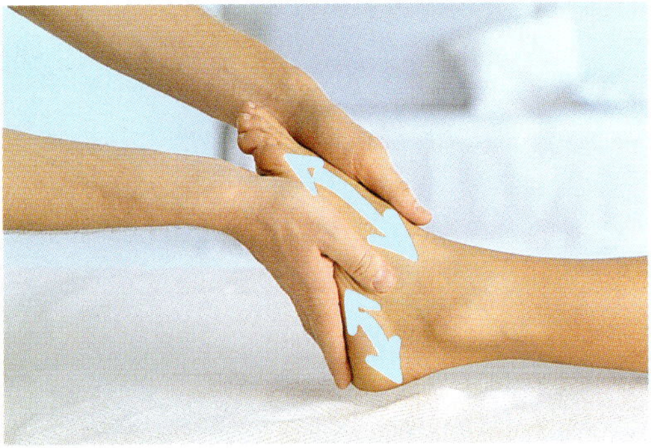

Den Fuß ausstreichen

zurück zur Ferse und dann wieder aufwärts zu den Zehen.

- Wiederholen Sie die Streichung so oft, bis das Massageöl am ganzen Fuß verteilt ist.

10 Im Bereich der Zwischenzehenmuskulatur befinden sich Reflexzonen für die oberen Lymphbahnen (Seite 19), die durch tiefenwirksame Streichungen stark angeregt werden:

Die Zehenzwischenräume ausstreichen

- Mit der rechten Hand stützen Sie den Fuß an der Außenseite. Den Daumen der linken Hand legen Sie zwischen den Großzeh und den nächsten Zeh und streichen mit etwas Druck bis zur Mitte des Fußrückens. Achten Sie darauf, daß sich Ihr Daumen nicht auf den Knochen, sondern im Zwischenraum befindet.

Nicht auf den Knochen massieren

- Lassen Sie den Daumen leicht zur Ausgangsposition zurückgleiten, um die Streichungen 3mal zu wiederholen.
- Streichen Sie auf diese Weise alle Zehenzwischenräume bis zum kleinen Zeh aus.

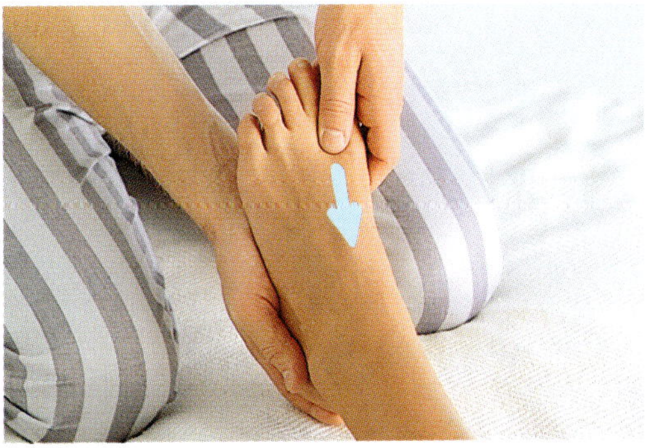

11 Umfassen Sie den Fuß mit beiden Händen, so daß Ihre Daumen dicht nebeneinander auf den mittleren Zehengelenken liegen.

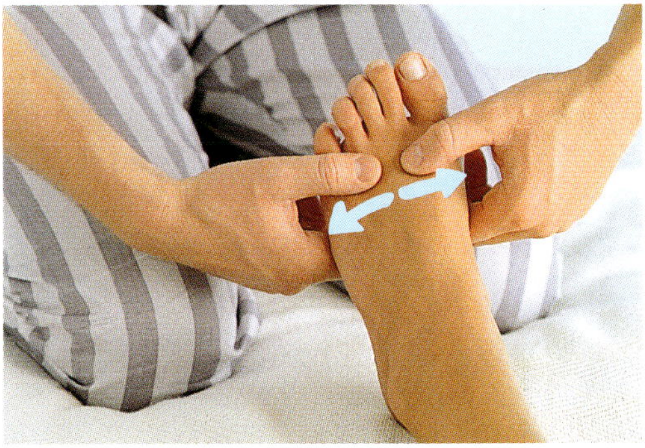

Den Fuß nach links und rechts ausstreichen

Üben Sie Druck auf beide Daumen aus, und streichen Sie in Querrichtung auseinander – zur Fußinnen- und -außenseite hin.

- Danach legen Sie die Daumen etwas oberhalb auf den Fußrük-

Erleichterung für Arme und Beine

ken und streichen dort ebenfalls von der Fußmitte nach links und rechts.

Den gesamten Fußrücken quer ausstreichen

- Führen Sie die Querstreichungen so oft aus, bis Sie am Fußgelenk angekommen sind.
- Von dort aus lassen Sie beide Daumen leicht zurückgleiten und wiederholen die Querstreichungen noch insgesamt 2mal.

12 Nun folgt die Behandlung der Fußsohle mit der »Raupengangtechnik«:

- Stabilisieren Sie den rechten Fuß mit der linken Hand, indem Sie die Fußzehen umfassen und festhalten.

Den Daumen Ihrer rechten Hand legen Sie flach auf den Bereich unterhalb des Kleinzehengelenks.

Mit dem Daumen auf der Fußsohle drücken und schieben

- Üben Sie nun Druck auf den Daumen aus, und schieben Sie ihn ein wenig in Querrichtung. Dann winkeln Sie ihn steil ab, so daß die Daumenkuppe in die Haut dringt und auf diese Weise eine punktueller Druck entsteht. Gleich danach lassen Sie den Daumen wieder flächig aufliegen und schieben ihn abermals ein kleines Stück vor.

In dieser Abfolge – schieben, drücken, schieben – arbeiten Sie sich millimeterweise in Querrichtung bis zur Fußinnenseite am Großzehengelenk vor.

Die gesamte Fußsohle im »Raupengang« massieren

- Danach lassen Sie den flächig aufliegenden Daumen zurück an die Fußaußenseite gleiten und setzen ihn dann etwas unterhalb des zuvor behandelten Gebiets an.
- Wiederholen Sie die Raupengangtechnik und das Zurückgleiten so lange, bis Sie die gesamte Fußsohle von oben nach unten durchgearbeitet haben.

Auf diese Weise haben Sie alle Reflexzonen massiert und die Durchblutung des Fußes angeregt.

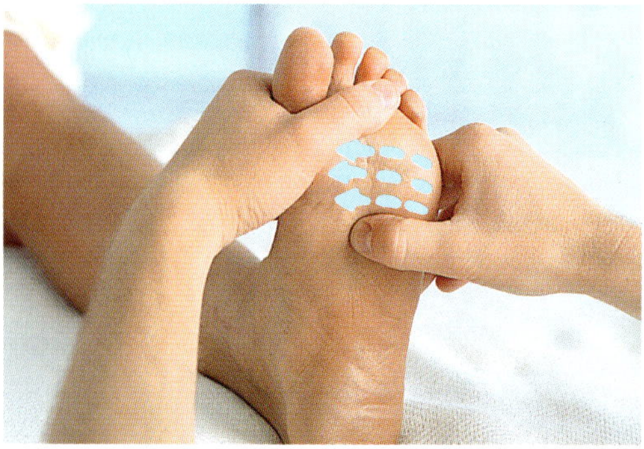

13 Auf den Zehen befinden sich alle Reflexzonen, die mit dem Kopfbereich in Verbindung stehen (Seite 19):

Über die Zehen den Kopf behandeln

- Stabilisieren Sie den rechten Fuß an Ferse und Sprunggelenk mit der linken Hand.
- Legen Sie die Daumenkuppe Ihrer rechten Hand an das Grundgelenk der großen Zehe. Üben Sie etwas Druck aus, und

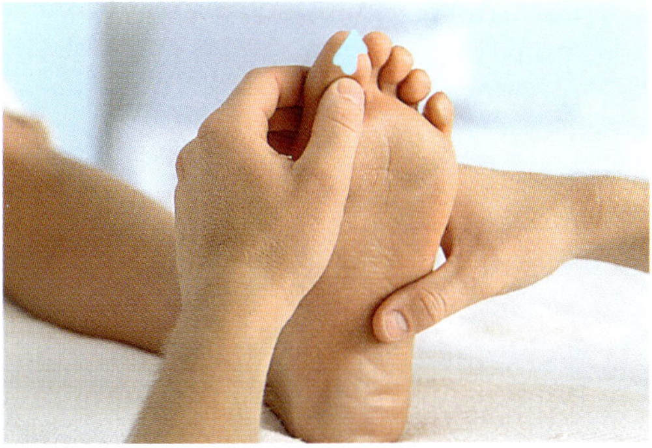

Die Zehen einzeln ausstreichen

schieben Sie den Daumen langsam nach oben bis zur Zehenspitze.

- Danach lassen Sie ihn zurückgleiten und streichen nochmals von unten nach oben (3mal wiederholen).
- Auf diese Weise gehen Sie bei jedem einzelnen Zeh vor.

Die Fußsohle tiefenwirksam ausstreichen

14 Und so beenden Sie die Fußmassage:

- Umfassen Sie mit der linken Hand die Fußzehen, um den Fuß zu stabilisieren.

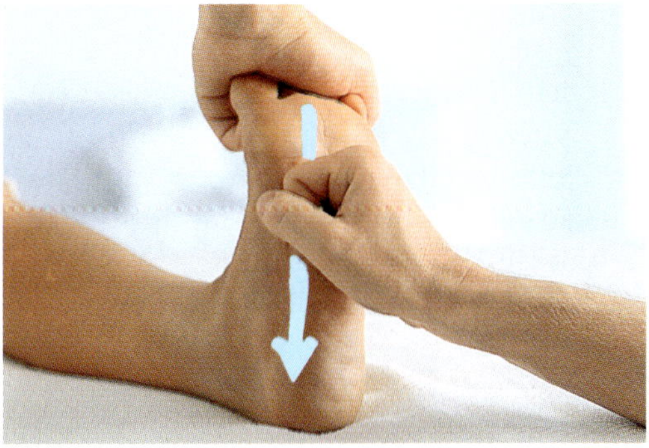

Mit den Fingerknöcheln massieren

- Die rechte Hand ballen Sie zur Faust und legen den flächigen Teil auf die Fußsohle unterhalb der Zehengrundgelenke. Nun üben Sie Druck auf die Faust aus und streichen über die Fußsohle nach unten zur Ferse hin.
Während des Streichens drehen Sie Ihre Hand ein wenig, so daß die Knöchel aufliegen.
- An der Ferse angekommen, öffnen Sie die Faust, ohne jedoch den Hautkontakt zu unterbrechen, und streichen mit dem Handrücken zurück zur Ausgangsposition.
- Dann ballen Sie Ihre Hand schnell wieder zur Faust und streichen nochmals abwärts (3mal wiederholen).

Jetzt ist der linke Fuß dran

15 Anschließend massieren Sie den linken Fuß in gleicher Weise.

Zum Abschluß den Beruhigungspunkt drücken

16 Nachdem Sie beide Füße behandelt haben, drükken Sie zum Abschluß ganz sanft die Beruhigungspunkte auf den Fußsohlen:

- Legen Sie dazu Ihre Daumen gleichzeitig auf die Mitte beider Fußsohlen, und halten Sie diese Punkte etwa 15 Sekunden lang gedrückt.

Zum Nachschlagen

Adressen, die weiterhelfen

Massagekurse

Kurse in den verschiedenen Massagemethoden, die ich ab Seite 17 vorgestellt habe, werden in der Regel von den Volkshochschulen angeboten.
Kursangebote zu der ganzheitlichen Massage, die Sie in meinem Buch kennenlernen konnten, gibt es zum Beispiel an folgenden Schulen:

TouchLife
Schule für ganzheitliche Massage
Breckenheimer Straße 26 a
D–65719 Hofheim

Institut für ganzheitliche Massage
Adeldorf 10
A–3143 Pyhra

Informationen

über das Berufsbild des Masseurs/der Masseurin und über Ausbildungsmöglichkeiten:

Berufs- und Wirtschaftsverband der Selbständigen in der Physiotherapie
Prinz-Albert-Straße 41
D–53113 Bonn

Arbeitsgemeinschaft der Verbände der österreichischen Fachkosmetikerinnen, Fußpfleger, Heil-, Sport- und Bademasseure
Kaigasse 31
A–5020 Salzburg

Verband diplomierter Masseure (VDMS)
z. Hd. Herrn Roland Blaser
Postfach 4242
CH–5001 Aarau

Bücher, die weiterhelfen

Massage

Gordon, R., *Deine heilenden Hände. Eine Anleitung zur Polarity-Massage;* Hugendubel Verlag, München

Hin, Kuan, *Chinesische Massage und Akupressur;* Hallwag Verlag, Bern und Stuttgart

Hoffa, Gocht, Storck, Lüdke, *Technik der Massage;* Enke Verlag, Stuttgart

Ingham, E., *Geschichten, die die Füße erzählen können;* Drei-Eichen-Verlag, Ergolding

Leboyer, F., *Sanfte Hände. Die traditionelle Kunst der indischen Babymassage;* Kösel-Verlag, München

Marquardt, H., *Reflexzonenarbeit am Fuß;* Haug Verlag, Heidelberg

von Schliak, H. u. a., *Bindegewebsmassage nach Dick;* Hippokrates Verlag, Stuttgart

Voormann, Christina, Dr. med. Govin Dandekar, *Baby-Massage;* Gräfe und Unzer Verlag, München

Wagner, Dr. F., *Reflexzonen-Massage;* Gräfe und Unzer Verlag, München

Wagner, Dr. F., *Akupressur;* Gräfe und Unzer Verlag, München

Werner, M., *Sanfte Massage mit ätherischen Ölen;* Gräfe und Unzer Verlag, München
Wood, E., Becker, P., *Klassische Massagemethoden. Grundlagen – Wirkung – Technik der Ganz- und Teilmassagen;* Hippokrates Verlag, Stuttgart

Ergänzende Themen

(alle Titel aus dem Gräfe und Unzer Verlag)

Cramm, D. v., Schmidt, Prof. Dr. E., *Unser Baby. Das erste Jahr*
Heilmann, Dr. med. J., *Der Rücken – stark und gesund*
Langen, Prof. Dr. med. D., *Autogenes Training*
Mansmann, Dr. med. V., *Total erschöpft. Mit Naturheilmitteln zu neuer Energie*
Pfeiffer, Dr. med. A., *Magen und Darm natürlich heilen*
Rüdiger, M., *Faltenfrei. Lifting ohne Messer*
Schutt, K., *Ayurveda für jeden* und *Ayurveda. Sich jung fühlen ein Leben lang*
Trökes, A., *Yoga für Rücken, Schulter und Nacken*
Werner, Prof. Dr. med. G., Nelles, M., *Rückenschule. Endlich schmerzfrei und entspannt*
Zauner, R., *Mein Rücken – schmerzfrei und beweglich*

Beschwerden- und Sachregister

Impressum

Inhaltlich unveränderte Neuausgabe von *Massagen Wohltat für Körper und Seele*. Gräfe und Unzer Verlag GmbH 1997, ISBN 3-7742-3950-9

Redaktion: Reinhard Brendli M.A.
Lektorat/DTP: Felicitas Holdau

Fotos: Christian Dahl
weitere Fotos und Illustrationen: Bildarchiv preussischer Kulturbesitz S. 16; Martin Scharf S. 19, 77 links, alle Pfeile; Christophe Schneider S. 25, 30; Tausendblauwerk (Michael Berwanger) S. 21; Tony Stone (Howard Grey) S. 13

Layout und Umschlaggestaltung: Heinz Kraxenberger
Herstellung: Ina Hochbach
Lithos: Fotolitho Longo, Frangart/Bozen
Druck: Appl, Wemding
Bindung: Sellier, Freising

ISBN 3-7742-3206-7

Auflage 4.
Jahr 02